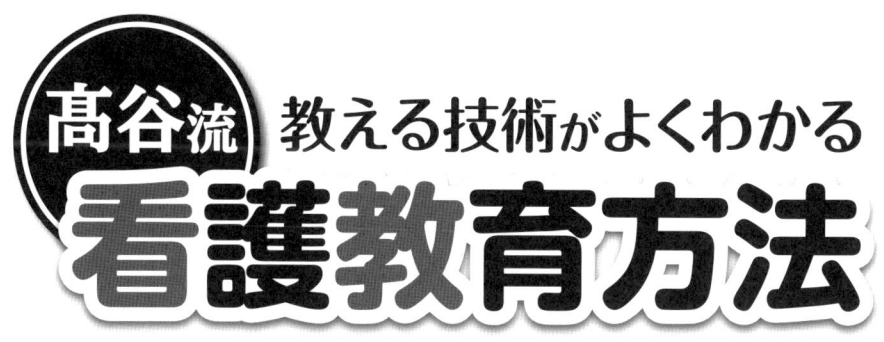

髙谷流 教える技術がよくわかる 看護教育方法

髙谷 修 著

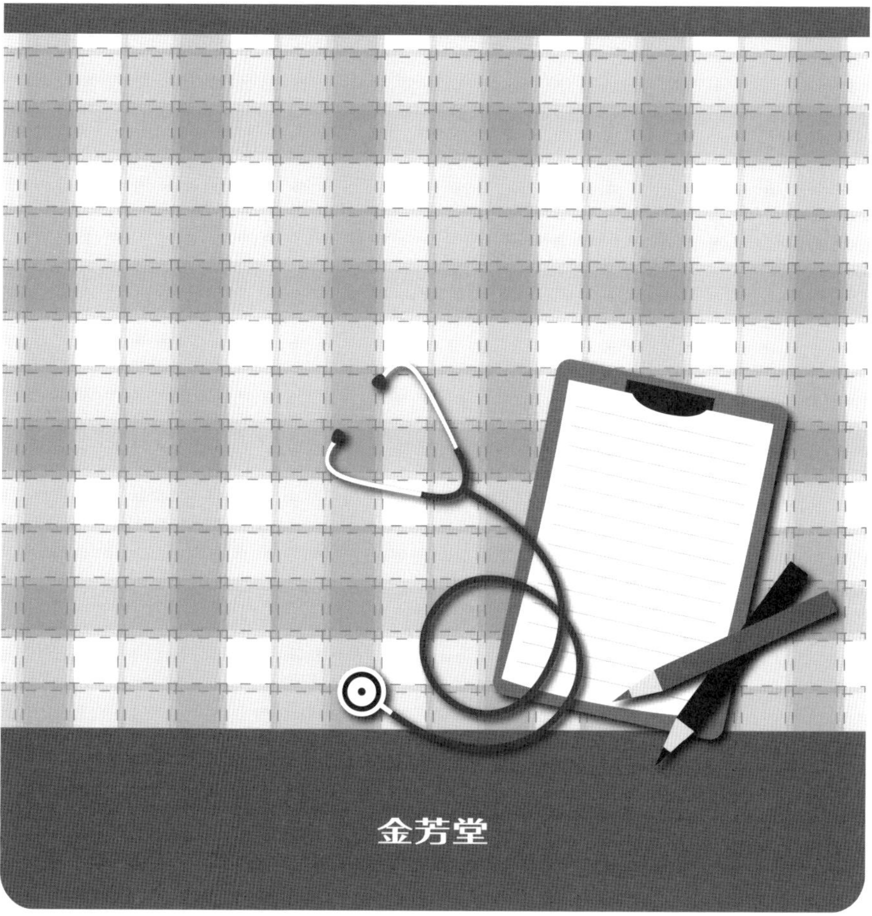

金芳堂

本書の目的——序に変えて

　本書は、看護学校教員や非常勤講師、実習指導者、栄養士や薬剤師など看護教育に携わる人々の参考になるように、教育方法を説明したものである。筆者は1998年から複数の看護専門学校でレポート・論文の書き方と教育学の非常勤講師をしている。講師室で講義の時間を待っていると病院から講師に出向く看護師に会うことがある。ある講師は「学んだことがないので教える技術がわからない」と言っていた。この言葉が本書を書くきっかけになった。

　一般的に「教育は何も載っていない皿に、できた料理を盛る作業である」と理解されている。この方法を前提にした指導をする時に、失敗の要素が含まれている。教授者は「学習者がどういうことに躓いているのか。どのように学習しようとしているのか。教える時にどういうことに配慮したら良いのか。どう教えたら良い成果が出るのか」などについて知る必要がある。

　本書では「教育は、学習者の好みの料理が載っている皿に、教授者が新しい料理を盛り付けるような作業である」と考えている。学習者の皿にはすでに、既有知識・誤知識（誤字など）・素朴概念・不完全な概念などが載っている。これを前提として、教授者が、学習者に既有知識と新知識を整合的に関連付けする教育方法を紹介してある。

　教育は教授者と学習者の人間関係によって成立するから、「教育方法」は学習者のためのものでもある。教えることは学ぶこと、学ぶことは教えることである。特に11章の「グループワーク」が学生の参考になる。1・2・3章は、看護設計・看護実践・実践評価である。3年次には実習に出てこれらを行なう。患者を主語にして目標を設定すると、患者中心の看護を提供することができる。本書を書き上げたら、看護学生にも読んでほしい内容になった。

　次頁にキーワードを紹介しておく。

1 章；患者中心の看護設計・看護師中心の看護設計、患者を主語にした看護目標・看護師を主語にした援助目標
2 章；既有知識・誤概念に配慮、譬え話・忍耐強く指導、厳しい評価
3 章；権威主義的評価、到達度評価、ソーンダイクの教育測定、言った言葉・為した行為・作った作品、場面記録、評価と問題解決思考
4 章；閉じられた質問・開かれた質問、知ったかぶりの自覚、文章苦手
5 章；鉱物モデル・植物モデル・動物モデル・人間モデル、権威主義的教師・尊敬主義的教師・相互成就的教師、自己・他者実現愛教育
6 章；三分節法、問題解決、読点は 1 個、他者の視点、看護観、事例研究、業界用語、人の物扱い、敬意、美しい文章、推敲、誤字
7 章；評価の基準、添削時間確保、評価用小紙片、肯定的評価、原文を生かす、学習評価
8 章；邪・守・破・離
9 章；労作は目的活動、人格の陶冶
10 章；プロジェクト、他律・自律・調和・孤立・逃避、グループワーク、責任・協働・貢献・敬意
11 章；ガイダンス、非指示的、過去と他者は変えられない、変えられるのは自分と現在、注射が怖い女の子、お迎えが来てほしい
12 章；教育的感化の人間関係、心を打つ、自己受容、苦難の意味
我と汝、唯識思想、教育的感化の人間関係の完成

2012 年 9 月

髙谷　修

目　次

1章　授業設計・実習設計　　1
1. 教授者主体の学習指導・学習者主体の学習指導　2
2. 教授者は、学習者の長期目標と短期目標を作る　5
3. 学習者が自分で主体的・自律的に学習できる教材を用意する　8

2章　授業・実習指導　　14
1. 教授者は、学習者の既有知識に配慮する　14
2. 教授者は、譬え・教える体験・見守る指導をする　18
3. 教授者に求められる忍耐と寛容　21

3章　授業・実習評価　　24
1. 権威主義的評価と到達度評価　24
2. 教育評価　26

4章　事前評価（診断評価）　　34
1. 質問の改善　34
2. 無知の自覚　38
3. 文章苦手の克服　42

5章 教育方法の基礎 ——— 48

1. 人間観と教育方法　48
2. 教師観と教育方法　52
3. 教育愛と教育方法　55

6章 レポートの文章指導 ——— 60

1. レポートの基礎（1〜4章）　60
2. レポートの実践（5〜7章）　63
3. 洗練された文章・ブラッシュアップ（8〜10章）　66
4. レポートの仕上げ（11〜13章）　68

7章 レポートの添削と評価 ——— 72

1. 添削を始める前に　72
2. 肯定的に評価する　75
3. レポート添削の実際（説明・練習・添削）　78
4. レポートの評価　83

8章 文章作法の型 ——— 87

1. 文章作法の型（邪・守・破・離）　87
2. 達意の文章作法　96

9章 労作的教育方法 — 99

1. 労作は目的活動　99
2. 目的意識のない活動は苦役　100
3. 目的意識のある活動と人格の陶冶　101
4. 労作思想　102
5. 教授法における労作　104

10章 臨地実習とプロジェクト・メソッド — 106

1. 問題解決の態度と実習のレディネス　107
2. 問題解決の過程（プロセス）　115

11章 ガイダンス — 117

1. ガイダンスする者のあり方　117
2. カウンセリングの三つの方法とガイダンスへの応用　119
3. ガイダンスの実例　122

12章 教育的感化 — 124

1. 教育的感化　124
2. 感化の第4の状態―人格の完成　133

引用文献　140
付録・資料　143
おわりに　145

conference room

1.	コミュニケーション能力の低さ改善方法 ……………………	10
2.	良好な人間関係を作る能力の低さ改善方法 …………………	16
3.	問題解決能力の弱さ改善方法 …………………………………	25
4.	学習意欲不足の改善方法 ………………………………………	40
5.	受け身的な態度の改善方法 ……………………………………	51
6.	「言葉遣いが悪い・敬語が使えない」の改善方法 …………	64
7-1.	「人格形成が未熟」を改善する方法 …………………………	76
7-2.	誤字を改善する方法 ……………………………………………	80
8.	「学習方法が下手」を改善 ……………………………………	89
9.	低い自己評価の改善方法 ………………………………………	103
10.	安全意識の欠如を改善する方法 ………………………………	108
11.	創造力・応用力・表現力を向上する方法 ……………………	120
12.	道徳・倫理の改善方法 …………………………………………	126

※ conference room の ☞ マークは、前と後の記載ページを示しています。

注)「意志」と「意思」の使い分けについて
　　教育学や道徳用語では「意志」(強い意志・自由意志)、看護学や法律用語では「意思」(思い・意思表示・意思の疎通)のように使い分けられている。

1章 授業設計・実習設計

　本章では、教育学の「教育の方法と技術」の分野から看護学と共通する「授業設計と実習設計」についての教育方法を述べてある。看護教員と講師、実習指導者、栄養士や薬剤師などの指導案の設計（デザイン）に役立つように記述した。

「教育」の定義

　まず、教育という用語を定義しておく。19世紀から20世紀にかけて生きたディルタイ Wilhelm Dilthey（1833-1911）は「教育とは、成長した者が成長しつつある者の心的生を形成しようとする計画的な活動である」[1]としている。最近の文献でも「教育は、人がある意図をもって他者を形成していく働きかけである」という表現が見られる。これらの立場では、教育は、「成長した者」から「成長しつつある者」への一方向的な活動や働きかけである。

　　　　　　成長した者　→形成→　成長しつつある者

　これに対して、鯵坂二夫（1909-2005）は「教育は成熟者と未成熟者の間に行なわれる行為的伝達作用であるならば、前者から後者への限りない親の心と、後者から前者へ、すなわち部分的なるものから全体的なるものへの敬慕という子の心の相関において成立すると言われる」[2]としている。この立場では、教育は、「成熟者」と「未成熟者」の間で教え―教えられるという双方向で行なわれる。

　　　　　　成熟者　⇔双方向⇔　未成熟者

　本書では、「教育は、教授者と学習者の間で双方向に行なわれる行為

的伝達作用である」と定義する。ここに教え―教えられ、教えられ―教えが現れ、互いに学び合う学習が存在する。そして教授者は学習者をさらなる未来へと導く。学習とは、新しい知識や技術、道徳などを獲得することを言う。

教授者　⇔双方向⇔　学習者

授業や実習の設計
　教育や授業は、学習目標・学習方法・学習内容・学習実践・学習評価から構成されている。学習は教授者と学習者の二者によって成立する。この場合、講義・技術演習・グループワーク・病棟見学・実習指導などの設計は、教授者と学習者のどちらに重点を置くかによって、その性格が決まる。講義形式の授業では教授者に、実習では学習者にその重点が置かれる。

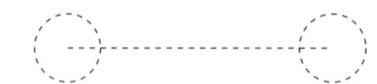

教授者中心の教育設計　　学習者中心の教育設計

　両者には長所と短所があるので、両者の長所を生かした授業や実習を設計する。そして、講義概要や実習概要などを作成する。初回時に、教授者と学習者が、授業や実習の目的・為すべき課題・評価方法などについて確認する。必要があれば、内容を修正する。こうして学習者が参加する授業や実習を設計する。

1 教授者主体の学習指導・学習者主体の学習指導
1）教授者主体の学習の長所と短所
　教授者主体の指導では、学習の目標・方法・内容・実践・評価、実習の目標・方法・内容・実践・評価をすべて教授者が決定する。すると、

一方的な講義や実習が多くなる。この方法の長所は、一人の教授者が多くの学習者に効率的に指導できることにある。途中で小レポートの提出を求める。間違いを訂正し返却する。評価は試験で行なう。採点は短時間で済む。

　教授者主体の指導の短所は、学習者の自律が奪われることにある。学習者は教授者から与えられた課題を達成することが学習の中心になる。させられ学習や、やらされ学習になる。反発するか服従するかのどちらかになりがちになり、学習者の主体性、意欲、自尊心、積極性などが育ちにくい。

(1) 学習者主体の学習の長所と短所

　学習者主体の学習の長所は、学習者の主体性、意欲、自尊心、積極性が育つことにある。学習者が学習の目標・方法・内容・実践・評価を決定すると学習者の自律が保たれる。結果までのすべてが自己責任において為される。

　学習者主体に行なわれる学習の短所は、自己管理によって主体的に目標を設定し実践して成果を出すことができない学習者の場合には、知的・人格的な成長が少ないことにある。すべてを学習者が決めると、「嫌なもの面倒なものはやらない。楽なものや娯楽的なことに逃げる」ことがある。例を挙げる。筆者の授業では毎回、講義の後半30分で学生がレポートを執筆するように設計して実践する。このレポート提出は、筆者が1998年に講義を始めた時には主体性と自律性を尊重して学生の自己管理に委ねた。その結果およそ半分の学生がレポートを提出しなかった。これでは授業の目的を達成することができない。設計した授業には欠点があった。

　そこで筆者は、設計した授業を修正した。講師が提出状況を管理することと、未提出レポートは評価点から減点されることを講義概要に明記して授業の初回時に伝えた。未提出者には返却レポートに「〇回目が未提出です」と記して提出を促した。こうして授業を進めた。15回の講

義が終了する頃には、学生たちは、辞書の積極的使用、レポートに何を書くかの予習、レポートの全提出に努めるようになった。学生の主体的・自律的学習が成立するようになるには、このように丁寧な指導が必要である。

(2) 教授者主体と学習者主体の長所を取り入れた学習を設計する

　授業や実習指導などは、教授者主体と学習者主体のどちらであっても、一長一短がある。この短所を克服するために、両者の長所を取り入れた学習指導を設計する方法がある。学習の目標・方法・内容・実践・評価を設定する場合に、教授者が一方的に決めるのではなく学習者も参加するようにする。講義形式の授業では、一方的な講義ではなくレポートを書くなど学習者参加型の授業実践をする。評価にも、レポートや評価表による自己評価と、ほかの学習者による相互評価を取り入れる。共に学ぶ学習では、レポートには、クラスメイトが読んで「質保証」のサインをする方法がある。

　看護師主体の看護の長所は、一定時間に一定量の援助を提供できることにある。意思を表出できない患者に必要な援助を提供する。緊急・応急処置の必要な患者に必要な援助を提供する。一人で多数の患者指導をする。看護師主体の看護の短所は、患者の自立や自律が尊重されないところにある。患者の自主性や自己管理能力が育たない。患者は依存的になる。できることができなくなる可能性がある。

　患者主体の看護の長所は、患者の自主性や自己管理能力が高まることにある。隠れていた能力が引き出される。持っている能力が生かされる。やる気、意欲を生かすことができる。患者主体の看護の短所は、意欲のない患者や節制しようとしない患者の場合は問題が改善しないということである。身の回りのことができない重症患者の場合は、必要な看護が提供されない可能性もでてくる。

　看護師主体と患者主体の看護には、それぞれ一長一短がある。だから、短所を克服するために両者の長所を生かした看護設計を考案する。

看護目標と援助目標を設定する時に、患者と相談して目標を設定する。援助の実践についても、患者が主体的に実践するように計画して両者の長所を生かした看護設計をする。このように教育や看護の設計は、講義概要や実習概要の作成によって明らかになる。

2 教授者は、学習者の長期目標と短期目標を作る

まず、抽象的な長期目標を作る。必要であれば中期目標も作る。また、長期目標を達成するための短期目標を作る。これは簡単に数値化して測定できるものにする。学習者が自分で自己評価して、達成度を測定できる目標を作る。

1）夢と希望に向かう長期目標（抽象的目標）

我々は夢や希望に向かって生きているから抽象的な目標も必要である。これは工夫すれば数値化と測定が可能である。たとえば、「病棟の雰囲気に慣れる」という実習目標は抽象的である。抽象的な目標は具体的目標に置き換えれば測定が可能になる。

2）すぐに達成できる短期目標を作る

目標を設定する場合には、まず診断評価を行なって、わかることとわからないこと、できることとできないことを明らかにする。そして、問題や課題を分析する。短期目標を達成していくと長期目標が達成できるから、次のように、少し努力すると実現する短期目標を作る。

1. 現実的である（空想・理想・過去・未来に逃避しない。現実と向き合う目標を作る）
2. 具体的である（誰が、何を、いつまでに、どれだけ、どうする）
3. 達成可能である（少し努力すると無理なくできるように、1週間以内で到達可能な計画を作る）
4. 測定可能である（基準に合わせて学習者が自己評価できると意欲

が湧くから、測ることができる目標を作る）
5. 期限がある（いつまでにという期限付きなので、少しの努力で到達できるものにする）

　学習者が作った物、話した言葉、為した行為を長期に亘って詳しく記述すれば、「病棟の雰囲気に慣れた」のかどうか、その変化を測定し評価することができる。「物」（レポート、作品、文集、整理整頓、人間関係、人生設計、問題解決など）、「言葉」（悲観的・楽観的、否定的・肯定的、消極的・積極的、少ない・多い、攻撃的・友好的など）、「行為」（挨拶、配慮、清潔、掃除、洗濯、炊事、身の回りのことなど）によって内容を測定できる。

　これらを客観的に数値で測定するためには、記録が必要である。一日いちにちの（作品、言葉、行為、その他）観察内容を記録しておけば、「病棟に慣れたかどうか」は、過去と現在という二つの状態の間にある差異によって明らかになる。

3) 教授者は、学習者を主語にして目標を設定する

　課題達成および問題解決のプロセスには、問題の明確化・目標設定・実践・目標達成度の測定・実践の評価がある。この場合には、診断評価・途中評価・最終評価が重要になる。診断評価を行なって目標を設定する。「学習者が到達する学習目標」と「教授者が行なう教授目標」は分けて設定する。この目標の設定にあたって、気を付けるべき重要なことがある。

　学習者が主体的に学習を管理するためには、学習者からみて学習目標がわかりやすい記述でなければならない。文部科学省が定めている「小学校学習指導要領」[3]は教授者中心の表現で目標を設定している。

　　例：気付かせる、考えさせる、理解させる、まとめさせる、
　　　　とらえさせる

1章 授業設計・実習設計

　これらは、「教授者が学習者に理解させる」のように、教授者が主語である。これは教授者主体の教育である。学習者からすると、「理解させられる」教育である。したがって、評価も教師が行なうものとなっている。我が国の学校教育は、教師が教えてその成果を教師が評価するという主観的な教師中心の教育評価の傾向が強い。

　学習者主体の教育を実現するには、学習者が到達する学習目標を学習者の視点で設定し、教材を用意し、評価基準を明示する。そして学習者が自己評価するように設計（デザイン）する必要がある。このようにして、学習者の自己評価と教授者の他者評価を合わせて総合的に評価すると、より客観的な評価の可能性が大きくなる。

　①教授者は、学習者を主語にして学習目標を設定する（例；学習者は…ができる。学習者は…を理解する。学習者は…を習得する）
　②教授者は、学習者が自分で学習できる教材を用意する
　③教授者は、学習者が学習成果を自分で評価できる基準を提供する

　実習場面では、学習者は、母性・小児・成人・精神・老年・在宅、その他の分野で実習する。患者を受け持った場合には、患者を主語にした看護目標（患者が到達する目標）と、看護師を主語にした援助目標（看護師が行なう目標）を設定する。そして、この目標が達成できたかを測定する評価基準を作る。

　看護目標例：患者は〜を理解する。患者は〜ができる。
　　　　　　　患者は〜を活用する。患者は〜を習得する。
　援助目標例：看護師は〜を援助する。看護師は〜を見守る。
　評価基準例：2. よく理解できた。1. 少し理解できた。
　　　　　　　0. 理解できなかった。

3 学習者が自分で主体的・自律的に学習できる教材を用意する

「悟りは聞くことから始まる」という言葉がある。我々は情報を「聞く」「話す」「読む」「書く」という四つの能力によって処理する。「聞く」と「読む」は特に記憶に残りにくく、忘れやすい。だから、教授者が学習者に情報を伝える場合には、わかりやすく言語化され印刷された教材や資料が必要である。教授者は学習者に教材を用意する。

1) 個別性に配慮して資料を作成する

資料は、一般的なものも利用できるが、患者の個別性に配慮して作成する。特に患者の問題点について、放置するとどうなるか、どうしたら改善するかなど、原因や方法をわかりやすく書く。文字の大きさやイラストなども工夫する。資料から知識と知恵を習得する自律的学習（自らする学習）が成立すると、学習者の行動に良い変容が起こる。

2) 教授者・学習者が共に学ぶ

教授者は手ずから作成した教材を用意する。教授者の熱意や配慮、思いやりなどが表れている教材は学習者に対してより説得力が増す。教授者は教材を作成することによって教材を研究している。学習者はその教材から学習する。これは教材を介在して共に学ぶという指導方法である。まず、教授者が教材をもとにして、説明する。学習者は理解を進める。

次に、学習者の方からの質問をする機会を作る。この過程が終わったら、教授者は学習者がどの程度理解したかを質問して確かめる（評価）。学習者の返答によって、理解し知識になったかどうかを確かめる。理解不足の場合は補足する。誤った理解の場合は訂正する。記憶・思考・推論・問題解決によって知識は獲得される。知識と知恵、技術の伝達は、教えるという一方向だけで成立するのではない。その多くは双方からの

1章 授業設計・実習設計

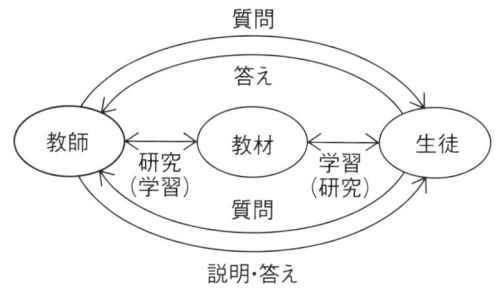

共に学ぶ指導方法

『看護学生のための教育学 2版』p.8 より

質問と答えによる対話によって成立する。

3) 教材は学習を強化する

　我々は、言葉によって聞いた知識は忘れやすい。特に専門用語は記憶に残りにくい。だから、文字に印刷された教材は再学習（記憶や理解の強化）に有益である。学習者は読み返して記憶を強化する。学習者が自律的に学習するためには、文字によって印刷された教材が必要である。教授者が学習者に知識を伝える場合の留意点は次の三つである。①資料を用意する。②教授者は学習者と共に学びつつ、学習者が学習目標に到達できるように導く。③学習者が資料で再学習する。

4) 講義と実習指導での設計
(1) 講義形式の授業を設計する場合の注意点

　非常勤講師の講義は、必要な内容を全部伝えようとして、90分間説明し続ける教授者中心の講義になりがちである。すると一般的な傾向として、学生は眠り始める。このような状態が続くと、講師は講師としての授業技量の自信が揺らぎ始める。これは学習者中心の授業を組み入れると改善する。たとえば、講義の初めに10分間ほど、前回講義ポイン

トの「小テスト」を実施する。採点して次回に返却する。これは「評価」に加えるとしておくと、学習者には復習の動機付けとなるだろう。大量生産式の安上がりな講義に大きな成果は望めない。手間と時間と労力をかけた教育愛のある授業に成功の秘訣がある。

(2) 実習形式の指導を設計する場合の注意点

　実習の目的には、学生が主体的自主的に行動することも含まれるから、実習指導者の場合、指導を担当すると学習者中心の自主性や主体性に重点を置いた実習指導をすることもある。この場合、計画を立てる、実践する、結果を出す、報告するなどの丁寧な指導や助言が必要である。ある実習指導者は「学生がいなくても、患者さんが一人でできるようになる援助を計画しなさい」と指導した。患者が主体的であること、実習生が主体的に行動することを実現するための教育は長い時間が必要である。

　10章で詳しく述べるが、主体的自主的に判断して適切な行動のできる学生は少ないから、指導者は何を指導するか指導のポイントを前もって挙げておき、そして、一つずつ確認する必要がある。「主体的自主的に」と言葉で指導しても、すぐに行動できるものではない。筆者の2012年調査では、学生の58％が依存的他律的な行動をとる。15％が自

---

conference room 1　コミュニケーション能力の低さ改善方法

　人間の知覚・感情・思考の伝達を communication と言う。筆者が講義後に「質問やご意見はありませんか」と発問しても、学生の発言がないのは普通である。なぜか。実は思いはあるのだが「どのように言葉にしたらいいかわからない」「声にする小さい勇気がない」という理由がある。

　働きながら学んでいたA学生は「あなたの申し送りはわかりにくい」と言われ続けていた。筆者は「全体を3段で、1文は40字以内で、そして結論を第1文に書く」と教えてレポートを求め続けた。A学生は毎回、原稿用紙1枚を書いた。15回目に「あなたの申し送りがわかりやすくなったと言われた」と書いた。A学生は伝達方法を得たのである。　☞ p.16

律的に自分で考え、尋ね、確かめて、他律と調和させた学習ができる。この73％の学生が指導を受けて学習ができる。19％は聞いて確かめることをせず勝手な判断をする自律型なのでミスの恐れがある。この学生の場合の注意点は、次の(3)に述べる。8％は逃避か孤立である。

　主体的自主的な実習を計画する場合、実習に適している学生は他律と自律が調和している15％である。58％の他律的な学生は細やかな説明や指示、そのほかいわゆる報告・連絡・相談、そして確認を必要としている。1割の逃避型や孤立型の学生に少しきつい注意を与えると、翌日から実習に出て来ることができなくなる恐れがある。この学生を看護師として育てようと考えると、どれほどに大きな教育愛が必要であろうか。実習が終わった後すぐに退学して行った学生が書いたレポートを思い出すと、逃避型だった。

(3) 自律型の学生には失敗が残る

　二人暮らしの高齢者世帯で、入院した認知症の妻を夫が世話していた。夫も病気になり治療した。そして回復期に入ったが安静の期間が少し長かったので、筋力低下が起こって歩けなくなった。排泄はオムツ着用でベッド上だった。

　自律型の学生がこの患者を受け持った。ところが、看護目標の設定で学生と実習指導者の間で考え方が異なってしまった。実習指導者が考えた患者に必要な看護目標は、ベッド上での筋力トレーニングを計画して実施して、ポータブルトイレに自力で移動するなど、患者の日常生活動作（activity daily living：ADL）を拡大することだった。しかし、この学生の考えた看護目標は、患者が多くの悩みを抱えていることを知って、話を傾聴することだとして譲らなかった。

　この学生の目標設定には二つの失敗がある。①指導者の目標と学生の目標が異なった根拠を分析しなかった。②自分の考えを主張して指導者の考えを排除した。7頁に「患者を主語にした看護目標（患者が到達する）と、看護師を主語にした援助目標（看護師が行なう目標）を設定す

る」について書いた。指導者が考えた看護目標は「患者はADLが拡大する」という患者を主語にした目標だったが、学生が考えた看護目標は「看護師は傾聴する」という看護師を主語にした目標だった。また、この学生の目標には「患者が到達する目標」がなかった。

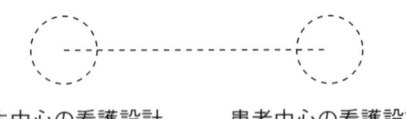

　　　　　学生中心の看護設計　　患者中心の看護設計

　これは本章の冒頭で述べた看護師中心、援助者の一方的な押し付けの看護であった。学生がしたいから行なったという自己中心的援助である。これが自律型の学生の特徴である。この学生は医療ミスの要素を含み持っている。このような学生は結論に「傾聴することは患者と良好な関係を築くことに役立つ」と書く傾向がある。良好な関係は当然のことであって、記録するほどのことではない。この患者に必要な援助の優先事項は、ADLの拡大である。

　看護目標の設定においては、患者の療養上の問題を解決することを第一に考慮して目標を設定する。次に、この目標を実現するために看護師が行なう援助目標を設定する。これが患者中心の看護の設計である。

(4) 講義概要に記入する内容

　授業や実習・演習指導の成功の秘訣は、事前に充分に練った設計（デザイン）をすることにある。担当する科目の特性に合ったデザインを考案する。講義概要や実習概要には次の内容が含まれる。

1章 授業設計・実習設計

1. 講義課目名・分野
2. 講義期間・単位数・回数
3. テーマ・授業目標
4. 担当者・指導者名
5. 講義内容
6. レポート課題
7. 受講上の注意点
8. 評価方法
9. テキスト・参考書

　人間は、教育や看護の知識を得て技術に習熟したり、職場で管理職に就いたりすると、教授者中心や看護師中心の権威主義的に陥ることがある。これを防ぐ方法は、我々は絶対者ではなく有限な存在であることの自覚である。これは4章で、古代ギリシアのソクラテスの無知の自覚から教訓を得る。

　この章の冒頭に書いたように、教育は、一方向の働きではなく、教える者と教えられる者との双方向への働きによって成り立つ。この教育を設計できた時に、権威主義に偏ることから守られるであろう。

レポート課題

（条件：原稿用紙、手書き、文字数400字。各1枚ずつ）

1．学習者中心と教授者中心の長所を生かした授業（実習）設計の考察
2．学習者が自律的に学習できる教材の設計の考察
3．教授者目標と学習者目標の設計の考察

2章 授業・実習指導

　本章には、授業や実習指導における教育方法を記述した。学習者には、誤概念や既有知識という特性があるので、これに配慮した学習指導や実習指導を実践する必要がある。

■1 教授者は、学習者の既有知識に配慮する

　知識は既有知識と新知識に分けられる。学習者は新知識を獲得する時に、既有知識を用いて新知識を獲得しようとする。だから教授者は学習者の既有知識に配慮した指導をする必要がある。

1）教授者は、学習者の既有知識を役立てる

　『授業を変える』[4]の著者が書いているように［一般に「生徒たちは空っぽの皿で、その皿に知識を満たしていくのが教師の役割だ」と考えられている］。しかし、新知識や技術の獲得という学習において「皿に知識を満たす」という譬えは正しくない（モデルA）。まず事前評価（診断評価）を行なえば学習者には誤知識や不完全な知識があることが明らかになるだろう。患者の習慣においては、カロリーの過剰摂取、甘い物の間食が抑制できない、タバコがやめられないなどが挙げられる。学生では漢字の誤字を挙げることができる。ほとんどの学生が誤字を書く。これらは、学習者には既有知識があって、皿の上には、好みによって選ばれた食べ物がすでに載っている状態に譬えられる。

　　　　　　　教授者　→皿（誤知識・不完全知識）→　学習者

既有知識は普段着（インフォーマル）の知識、新知識は式服（フォーマル）の知識に譬えることができる。生徒たちはすでに普段着を着ている。つまり、既有知識が満ちている。だから、「皿に知識を満たす」という譬えの指導方法では、教授者は、学習者がすでに普段着の知識を獲得しているのに無理やり式服の知識を着せるようなものである（モデルB）。これでは、生徒たちはしっくりしないから式服をすぐに脱いでしまう。つまり、式服の知識（新知識）は身に付かない。

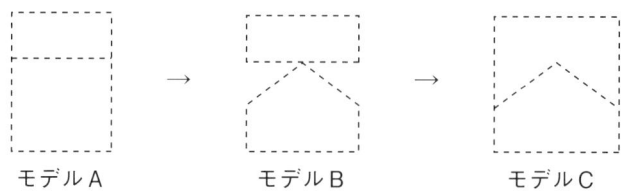

モデル A　　　　　モデル B　　　　　モデル C

　教授者の役割は、学習者たちが普段着の知識と式服の知識を整合的に関連づけることができるような学習環境を提供することである（モデルC）。教えるということは単に新知識を与えることではない。教授者は教える前に、学習者が何を知っており、何を知らないか、何ができないか、何に躓いているかを理解する必要がある。

　　　　　（新知識）教授者　⇔　学習者（既有知識）

　たとえば、糖尿病の自己管理で失敗し入退院をくり返している患者の場合、看護師の役割は、「皿に知識を満たす」というような式服の知識を与えることではない。看護師の役割は、患者の既有知識を尊重しつつ、家庭での普段着の知識と、病室における式服の知識との関連の指導である。検査データばかり見ているとゴミ箱の中の間食の袋を見逃すことになる。食事摂取量や運動量、付き合いなど生活全般についてと、糖尿病の自己管理の関連を振り返る。すると、既有の知識から新知識へと患者の学習が始まる。

2）教授者は、学習者の不完全な概念・素朴概念・誤概念に配慮する

　「生徒たちの初期理解は、乱雑に織られた布地のようなものである。したがって、学習指導とは、生徒たちが自分でその糸を解きほぐし、1本1本の糸にラベルを付け、再び正しく織り直すのを手助けすることにほかならない。その際、教師は生徒たちの信念を否定するのではなく、生徒たちがあらかじめもっていた素朴理論を科学的理論と整合的に統合できるように手助けすることが重要である」（前掲書p.14）。

　学習者は不完全な知識の概念を持っていることがある。そのために、不完全な知識で新知識を理解しようとする。不完全な知識の概念では、新知識を獲得することはできない。1章の末尾に書いた自律型の実習生の例が不完全概念の例に当てはまる。

　正しい知識を持った患者は自己管理に成功していると推測される。誤った知識を抱いているから患者は教育入院してくるし、誤った知識のために自己管理ができないのである。このような患者には、誤った知識を否定することなく誤認識であることが気付けるような、自尊心を尊重した指導が求められる。

　「ジュースは水と一緒である」（つまり、ジュースには栄養もカロリー

---

conference room 2 　良好な人間関係を作る能力の低さ改善方法

　Human relationは自己開示によって作られる。B学生は自分のことをほかの人に話すのが苦手だった。だから、クラスメイトと親しくなれないという問題を抱えていた。2年次になって筆者の「教育学」で、反抗期を振り返るなど自我形成の歴史をたどって毎回レポートを書いた。

　講義の中盤に3週間の実習があった。B学生は驚いた。あんなに苦手だと思っていたのに、初対面の患者さんに、自然に自分のことを話せていたのだった。良い人間関係を作れた。これは「教育学」で自己開示のレポートを書いたおかげだと書いた。聞く－話す：読む－書く能力は心の中で繋がっている。文章で自己開示をすると良好な人間関係を作る能力が向上する。　　　　　　　　　　　　　　　　　　　☞ p.10, p.25

もない）と誤認識している患者がいる。この患者は、ジュースやビール、スポーツドリンクなどには、カロリーがないと誤認しているために、1日の総摂取カロリーからジュース類を排除してしまう。そのために、カロリーコントロールという新知識を正しく理解することができない。このような場合には、ジュースを飲んだ後で血糖値を調べて、数値が上昇していることを確認するように指導する。こうすれば誤概念を修正することができる。

糖尿病患者には、食事直前の血糖降下薬の内服時刻について、間違った認識を持っている人がいる。患者は、食事前ならいつ内服してもよいと思い、食事30分前から内服していた。この場合、食事までの30分の間に内服薬の効果で低血糖症状の昏睡が発生する恐れがある。低血糖症状を避けるために、食事直前に内服する必要がある。内服後30分後に血糖値の測定をして確かめれば、誤知識は改善されると推測される。

看護師が単に説明をくり返すだけでは、患者は誤概念を修正しにくい。しかし、自分でジュースにカロリーがあることについての問題に取り組んだあとであれば、説明し教えることは効果的である。看護師は、患者の持つ既有知識に配慮しつつ、必要に応じて指針を与える。

実習指導では「学校で習ったから知っているでしょう」や「演習で練習したからできるでしょう」は禁句である。確かに習ったし練習もした。しかし、初心者であることを覚えておく必要がある。実習生は技術の熟達までは至っていないし、職場にも慣れていないから、指導者は、丁寧に指導し、温かく見守る必要がある。

指導者が実習生に新知識や新技術を伝える場合に配慮すべき点は、実習生の持つ既有知識と誤知識を確かめる、実習生の誤知識をあからさまに否定しない、実習生が自分で気付けるように指導する、である。

❷ 教授者は、譬え・教える体験・見守る指導をする
1）教授者は、譬えを使って説明する

　授業や実習指導に入る前に「導入」と言われる機会を持つ。これは、学習の動機付けでもある。これから学習を開始するという心の備えの時間を作る。授業では5分から10分くらいとされる。まず自己開示を行なって親和を深める。人は自分を開示する人に対して心を開きやすいものである。また人は話をしたいという思いがある。だから、聞く・聴く・訊くというスタンスもまた有効である。雑談をしながらでも、本題に結びつくように話を進める方法もある。雑談は良くないことだと思っている学生もいるので、導入の意味を指導する必要がある。

　学習者の理解度は社会的背景、学歴、職業などによって異なる。そこで、譬えを使った説明は学習者が理解するのを助けることに有効である。「たとえば……と同じようなものである」と、直接に比較する方法は直喩である。本書には多くの譬え話を挿入している。「空っぽの皿に満たす」「普段着の知識と式服の知識」「乱雑に織られた布」の譬えは、抽象的で難しい概念を説明する場合に役立つ。

　場合によっては、面白い譬えを考えだす。「数学の "−"（マイナス）は借金のようなものだ」という譬え方がある。一理あるが、正しくない側面がある。「では、借金と借金を掛けるとプラス（財産）になる。これはなぜ？」は、笑ってごまかせる面白い話である。マイナスには、0（ゼロ）を基準にして方向と位置を表すものと、量の不足を表す意味がある。この場合のマイナスは方向を表す。−3は0から左に3の位置を表す。これに−2を掛けると方向が変わる。それを2倍するという意味である。マイナスを借金に譬えるのは正しくない。

　病気は人生に対する信号機のようなものである。青色は健康、黄色は検査が必要、赤色は入院治療が必要である。糖尿病は「自動車でいえばエンジンオイルが不足したようなもの。ガソリン（栄養）があるだけで

は走れない。インスリンはエンジンオイル（潤滑油）のようなもの」と説明する。このようにして、自己紹介、会話、対話、親和、共感へとレベルを上げることができたらコミュニケーションの成功である。

2）教授者は、学習者が教えるという体験をするように教える

　演習や実習の目的は、学習者の主体性や自主性、自律性や自己管理能力を高めることにある。実習は、学習者が「教えることによって学ぶ」という教育の本質を体験するためにある。

　学習者の学習形態は、他律的学習、孤立的学習、自律的学習、協働的学習が考えられる。他律と孤立学習では、学習者は教授者から教えられた内容を暗記して、それを教授者に答えるという方法である。これに対して、自律と協働学習は、理解して習得した内容を家族や友人、知人に説明する体験や、ボランティアの実践が行なわれる。つまり、学習者は教える・与える・援助する・助けるという体験学習をする。教えるという体験をすることによって、理解がより増す。教える面白さを体験すると、学習する意欲がより増す。喫煙習慣を克服して間もない人が、喫煙を克服しようとしている人を助けると、助ける方の人が喫煙の誘惑から守られるという例がある。

　拙著『看護学生のためのレポート・論文の書き方』[5]（金芳堂刊）6章にある「患者が実習生に習字を教えた」という援助は、この良い例である。実習生は教えられるという役割を演じる。これも援助方法の一つである。一般的に、人は教えるという体験をすると自尊心が高まる。自己の存在価値が確かめられ、やる気が出て意欲的になる。教授者からの説明が終わったら、「これまでにわかったことを教えてください」と頼んで、学習者が教える時間を持つ。

　こうして、学習者が、教授者から学習した病気の内容・療養などを、伴侶や家族、友人などに教えたり、ボランティアをしたりする学習プログラムを設計する。これは宿題（アサインメント）にもできる。演習や

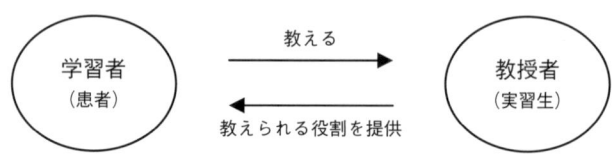

学習者の主体性を高める教育方法

　実習の意図するものは、学習者の主体性や自主性、自律性や自己管理能力を高めることである。実習は、学習者が「教えることによって学ぶ」という教育の本質を学ぶことを目的としている。

3）教授者は、指導の途中で立ち止まって見守る

　指導の途中で、教授者は学習者がどのくらい理解できているかを、質問して確かめる。もし、表情・仕草などで理解できていない様子だったとしたら、次の三つの中から選択する。1. 戻る。2. 立ち止まる。3. 進む。しかし、「進んで終わり」では、学習者は学習ができない結果になる。立ち止まり、錨を下ろして見守る。教授者には立ち止まって戻るという姿勢が求められる。

　学習をするのは学習者本人である。教授者は灯台の役割をする。学習者が港を出て目的地まで無事に航海できるように、「どのように理解しましたか」「どこまで理解できましたか」「わからないところはどこですか」と、理解のコースをたどって見守る。こうして無事に目的地までたどり着けるように導けたならば、指導は成功である。

　教授者は一人で立ち向かうのではない。教える集団はグループで学習する組織でもある。三人寄れば文殊の知恵という諺がある。一人では不可能なことでも、グループで立ち向かったら、不可能が可能になる。教授者は、自律・責任・協調・貢献・敬意を持って当たる。

3 教授者に求められる忍耐と寛容
1）忍耐強く指導する

　教授者には、学習者の理解が遅くても、「見守る」「待つ」「何度でもくり返して教える」という忍耐強さが求められる。かつては自分も見守られた学習者だったという自覚が忍耐強さの秘訣である。経験が豊かになり、知識が増え技術がうまくなった人は、「どうしてわからないの、どうしてできないの」と思いがちである。わからないし、できないからこそ学習と練習が必要なのである。

　しかも、今まで見てきたように1回や2回ですぐにできるようになる人は少ない。また、既有知識の誤概念に気付いて修正できたとしても、少し時間がたつと、以前の誤った知識が湧いて出てくることがある。こんな時こそ、教授者や指導者自身がかつては自分も忍耐強く見守られてきた学習者だったことを思い起こす必要がある。

　「話し」と「話」の送り仮名は、動詞形では「話し言葉」、名詞形では「その話」と使い分ける。筆者がレポートを添削していると、何度でも間違う学習者がいる。動詞形では「話さない。話します。話す。話せば。話そう」と書き込む。これは時間のかかる作業である。だが、自分もかつては学習者だったことを思い出すと、楽しい作業になる。通信教育の恩師を思い出しながら添削指導している。

2）教育愛のある評価

　臨地実習を体験して、新しい世界が開けて一歩成長したという学生は多い。しかし、一部の学生は実習に対して「恐怖の実習が待っている」と良いイメージを持っていない。先輩から聞いた内容から未知の世界への漠然とした不安や評価を受ける不安がある。座学の評価は知識の量で測られる場合が多い。技術演習でも、技術の量として測られる傾向がある。しかし実習での評価は知識の量ではなく、知識や技術を含んだ問題

解決能力や人に対する配慮や思いやりなど全人格が評価される。この評価に慣れていないために、恐怖にさえ感じるのだろう。

ところで、実習を体験した学生の中に、「まるで自分を否定されているみたいだった。看護師には向いていないのでは、と考えさせられた」と語る体験者がいる。これは、指導者の指導のあり方の問題が考えられる。「玉に瑕(きず)」(白壁の微瑕(びか))という言葉がある。人は、どんなに完全なものでもわずかな欠点を見逃さないという意味である。一般的に、評価者は評価を受ける者の欠点に目がいきやすいものである。さらに、そのわずかな欠点だけを取り上げやすい。このように、欠点に関する評価だけを受けた学習者は、全否定を受けたように感じられる。

評価については次の3章で述べるが、ここでは、教授者の評価の態度のあり方を考察してみる。すると次のように大きく四つに分かれる。

①良かった内容だけを評価する。　　←甘い評価
②悪かった内容だけを評価する。　　←厳しい評価
③悪かった内容を評価した後に
　良かった内容を評価する。　　　　←ありがちな評価
④良かった内容を評価した後に
　悪かった内容を評価する。　　　　←教育愛のある評価

これを学習者の視点でみると、①は甘い評価、②は厳しい評価、③はありがちな評価、④は教育愛のある評価である。学習者によってこれらの評価は次のように受け取られる。①の評価では、成長にならない。②の評価では、全人格を否定されたことになるほどに冷酷な評価である。実習で「否定され、看護師に向いていないのでは？」と感じた実習生はこの評価を受けた可能性がある。③の評価では、学習者は「まだ頑張ろう」と思えるので救いがある。④の評価は学習者が「努力して成長していこう」と思える。この④の評価の視点は、「五つ教えて三つ褒め、二つ叱って善き人にせよ」という教育愛のある評価である。

心理学者のP.M. Symondsサイモンズ[6] (1893-1960) は、次のように

2章 授業・実習指導

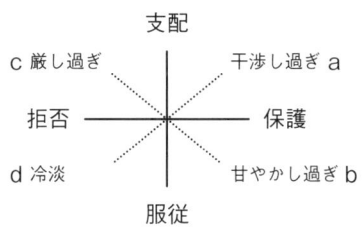

親の養育態度

親の養育態度を分析している。支配―服従、拒否―保護の四要素を挙げて、理想的な養育態度は中心付近としている。これに当てはめて考えると、①の評価は甘やかし過ぎ、②の評価は厳し過ぎ（「よかった内容は言葉に出さなければ意図が伝わらない」）、③の評価は冷たい感じ、④の評価は真ん中付近ということになる。

反面教師という言葉がある。これは毛沢東が考案したと言われている。反面教師は、そうしてはいけないのだという手本である。厳しい評価は改善する必要がある。aからは依存心の強い子が、bからはわがままな子が、cからは燃え尽きて消耗した子が、dからは孤独な子が育つと考えられる。

評価においては、教育愛のある評価が期待される。それは、9章の「労作教育」で書いたケルヒェンシュタイナーの思想のように、我々を高い次元に引き上げる。教育愛による評価は、生徒の成長に喜びを見出し、苦楽を共にしつつ活力を失わず、青春を持ち続け、なおかつ、未来へと彼女ら彼らを導いていく。

レポート課題

（条件：原稿用紙、手書き、文字数400字。各1枚ずつ）

1. 既有知識への配慮についての考察
2. 忍耐強くあるためにはどうしたらいいかの考察
3. 私が行なう評価の傾向の分析

3章 授業・実習評価

　教育には、教育目標・教育内容・教育方法・教育実践・教育評価の五つの要素がある。目標を設定し内容を用意し実践が行なわれたら、次に評価が行なわれる。本章では、教育評価の思想、教育評価と教育測定、教育評価の実践から教育方法を記述した。

1 権威主義的評価と到達度評価

　評価の思想として、権威主義的評価、理想主義的評価、合理主義的評価[7]がある。権威主義的評価では、相対評価が行なわれ、評価者が主観的に学習者に上下の序列をつける。理想主義的評価では、人を評価することは教育上良くないから行なうべきではないとして評価しない。それぞれの生徒が成長発達を遂げれば良いとする。合理主義的評価では、教育目標への学習者個人の到達度を評価する。また教授者の指導のあり方を合理的に評価する。現代社会は評価から逃れられないから、理想主義的評価は教育評価から除かれる。我々が為す教育評価は、権威主義的評価と合理主義的評価である。

1) 権威主義的評価

　相対評価は権威主義的評価である。2001年4月、文部科学省は長い間行なってきた相対評価を廃止する通達を出した。義務教育の評価は、目標に準拠した到達度評価（絶対評価）に改められた。相対評価では、ある生徒が努力して得点が少し上がったとしても、全体の平均点が高ければ、個人の評価点は上がらない。個人の努力を尊重した評価をしな

い。非人間的であると批判されてきた。

　高等教育機関では相対評価が利用されている。入学試験の合否では一定数の人だけを合格とするのだから権威主義的評価である。試験問題での評価では、解答選択式は客観的だが、論述式では主観的である。演習や実習の技術評価では、複数の教授者が評価する場合、それぞれの教授者の主観が入り込む可能性がある。それでも、教授者は、教育評価をしなければならない。主観的評価の欠点を克服する方法が到達度評価による客観的評価である。

　ところで、相対評価の教育を長く受けたある講師は、授業評価でもある程度成績がある範囲の中で分散するように試験問題を作成すべきと考えていた。たしかに試験問題が易しければ高得点者が多くなり分散しなくなり、難しければ分散するだろう。難し過ぎる試験問題は権威主義的・相対的な評価に近い評価思想である。

　学習者の評価は、教育目標に準拠して学習者の努力と人間性を尊重した評価が為されなければならない。これが到達度評価と言われる。我が国では長く管理教育の権威主義的な相対評価が行なわれてきた。2001年に文部科学省が廃止したにも拘らず、その弊害がトラウマのように学習者の心に残っている。その学習者が教授者の立場を担っている現状が

---

conference room 3　問題解決能力の弱さ改善方法

　筆者の「レポートの書き方」の講義では、1回目に、学習者が文章を書くことについて「苦手や書き方がわからない」など問題点を書き出す。そして「三分節法で書けるようになる」など解決のための目標を立てる。そして講義でレポートを書く。やがて目標にどこまで到達したかを測る。到達度によって実践の有効性を評価する。

　問題解決能力は、学習者が自分の問題を解決するという体験を文章化することによって高めることができる。自分自身の問題が解決できるようになると、他者の問題解決の援助ができるようになる。無意識的・無言語による問題解決の過程を意識化・言語化する授業が必要である。☞ p.16, p.40

ある。今後、相対評価の弊害は正される必要がある。

2）到達度評価（絶対評価）

　教育目標を実践してその到達度を測るのが到達度評価である。個人の成長発達を測定し価値付ける一定の基準は授業目標である。だから、全員が目標に到達したならば、全員を100点という評価をする。これが到達度評価である。到達度評価の利点は、学習者個人の努力や進歩、発達を尊重した評価が行なわれるところにある。

　しかし、60点以下の単位認定不可などは権威主義的でもある。また、演習や技術評価で複数の教授者が評価する場合に主観が入る可能性がある。到達度をどのように判断するかということも、それぞれの教授者の判断で異なることがある。しかし、到達度評価は、学習者の努力や成長発達をより客観的に行なおうとする評価方法である。

　演習試験、技術試験、実技試験などは、評価者の主観が入る可能性を持っている。だから、学習者がその評価について説明を求めることがあるなしに関わらず、評価時にはその根拠を明らかにしておく必要がある。

2 教育評価

1）ソーンダイクの教育測定

　教育評価は長い間、教授者による主観的・権威主義的な評価が行なわれてきた。これが改善されたのは20世紀初めになってからである。アメリカの心理学者E・L・ソーンダイク（1874-1949）は客観的・数量的な評価方法を教育学と心理学に導入した。彼は教育評価に、measurement 測定・測量・計量（寸法・量・大きさ・広さ・長さ・深さ・厚さ）という概念を使った。

　教育評価の方法は、権威主義評価→測定評価→相対評価→到達度評価と変遷してきた歴史がある。ところで、主観的評価を客観的評価に改善

するために導入された「測定評価」という用語は、「人格については測定できない」ので、今日においては用いられない。ただし、ソーンダイクの考え方は、到達度評価という考え方に変わって役立てられている。

Whatever exists at all exists in some amount. To know it thoroughly involves knowing its quantity as well as its quality. Education is concerned with changes in human beings; a change is a difference between two conditions; each of these conditions is known to us only by the products produced by it —things made, words spoken, acts performed, and the like[8] .

Edward. L. Thorndike

「すべて存在するものは何らかの量においてある。それを完全に知ることは、その質と同じく、その量を知ることを意味する。教育は人間における変化に関係している。一つの変化は二つの状態の相違である。それらの状態の一つひとつは、それによって生み出された物、すなわち、作られた物、話された言葉、為された行為などによって我々に知られる」(筆者訳)。

ソーンダイクの考えは五つに要約できる。「どんな人でも、知的特性は変化する量においてある」[9] (変化量)。「為されたことの前後で、二つの量の相違は測られるべきである」[10] (測る)。「それを知ることは、質と量を知ることである」(質と量)。「変化は二つの状態の間の相違である」(相違)。「人格の成長は、作られた物・話された言葉・為された行為で評価される」(物・言葉・行為)。

教授者の教育実践と、学習者の学習経験が終了すると、さらに新たな学習展開のために評価が行なわれる。まずテストや測定が行なわれ、その後に評価が行なわれる。それは単なるテストや測定ではなく、評価と言われる。全人格は単なる数字で測定できない。人格の成長発達は、行

動などの変化によって知ることができる。それゆえに、人格は評価すると言われる。

2) 評価のための注意深い観察と具体的な場面記録

　学習者の学習・人格・態度などの評価は、ソーンダイクの言葉を参考にして推進されてきた。看護教育における教育評価も同様である。学習者の変化は、作品・言葉・行為によって知ることができる。

　人間の能力は、ペスタロッチ（1746-1827）[11]によれば、頭に象徴される知性・知識、胸に象徴される温かな思いやり・配慮、手に象徴される技術である。小原國芳（1887-1977）[12]によれば、普遍価値：真（哲学・科学）、善（道徳・倫理）、美（芸術・美学）、聖（宗教）、そして、手段価値：健康と経済である。

　試験の得点で数量的・断片的・部分的に点数化された評価は、全人格的には虚像である。一方、学習者の作品・言葉・行為についての観察記録は、学習者の人格性や態度の全人格的評価に貢献する。したがって、教授者には、学習開始前と学習後という二つの間の変化を知るために、深い人間知や豊かな教育愛を基礎とした、注意深い観察と詳しい具体的な記録を残す作業が求められる。こうした努力の後に、より客観的な評価の道が開かれる。

　作られた「物」（レポート、手紙、整理整頓、人間関係、ポートフォリオなど）、話された「言葉」（悲観的・楽観的、否定的・肯定的、消極的・積極的、多少、攻撃的・友好的など）、為された「行為」（挨拶、配慮、清潔、掃除、洗濯、炊事、身の回りのこと、パフォーマンスなど）は時間と共に変化する。1日毎にある場面を具体的に記録しておけばその変化を評価できる。観察記録はその変化を知るための根拠となるものである。これらを客観的に評価するためには、観察と記録が必要である。観察記録の留意点について述べる。

(1) 毎日その日の観察内容を記録する

記憶は薄れていくものであるから、その日のうちに、学習者の作品・言葉・行動を記録する。また、多忙な業務を担っている人は、その日に観察したことでさえ忘れてしまうことがあるので、メモ帳に記録しておくと思い出すことができる。

(2) 主語を明確に記録する

日本語は主語（誰が）を省略する特徴があるが、主語を省略すると記録の正確さが失われる。だから、「誰が」という主語を明確に記入する。主語は、学習者・実習生・患者・家族など様々であるが、大人は○さんや○氏、中高生は○さん、小学生は○君や○さん、乳幼児は○ちゃんなどと使い分ける。

(3) 具体的に場面を記録する

場面情報を文章化する場合の要点は「誰が・いつ・どこで・何を・誰と・どのように・なぜ・どうした」である。これらの視点で文章化すれば、その記録は客観的な記録となる。読者はその場にいるかのようにその場面を確認しながら読むことができる。これらはまた、観察する場面の要点でもある。ただし「なぜ」には、観察者の主観的な判断に偏ることがないように、根拠を明らかにしておく必要がある。

3) 評価と問題解決思考

評価は実践科学の問題解決思考の過程において重要な要素である。問題は結果と、仮説・実践は評価と密接な関係にある。問題解決思考においては、実践の有効性が評価である。目標達成を目指した教育においては、特に目標の達成度の評価が重要になる。問題の改善結果に成果があった場合は実践が高く評価される。

事前評価（診断評価）：まず事前評価（観察や問診、記録調査）を行なって学習者の必要と問題点を知る。その上で教育目標（学習者の到達目標）と教授目標（教授者の行なう目標）を定める（p.6 参照）。

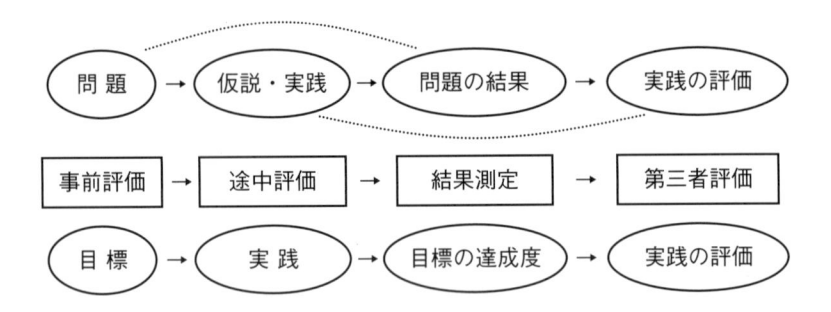

```
問題 → 仮説・実践 → 問題の結果 → 実践の評価
事前評価 → 途中評価 → 結果測定 → 第三者評価
目標 → 実践 → 目標の達成度 → 実践の評価
```

途中評価（形成評価）；授業や実習を実践して、教育目標や教授目標、教育実践を途中で評価する。必要ならば、目標と実践のあり方を修正・改善する。こうして学習者の必要としている教育や実習を実践する。やがて教育や実習が終了する。

結果測定（最終評価）；学習者の到達度を明らかにして、その後、教育実践の有効性を最終的に評価する。学習者自らが行なった評価が自己評価である。

第三者評価；学習者が書き上げた事例研究や実習記録を教授者が評価することは第三者評価である。

4）学習者による自己評価

（1）肯定的評価と否定的評価（正の評価と負の評価）

　人は人に対して評価を行なっている。「好き・嫌い」「面白い・面白くない」など、前者は肯定的評価であり、後者は否定的評価である。一般的に人は肯定的評価を受けると、自信がつき自尊心が高められ、向上しようとする。反対に否定的評価を受けると、意欲を失い自尊心が衰え、向上心も少なくなる。

　「五つ教えて三つ褒め、二つ叱って善き人にせよ」という諺がある。評価する場合、まず良い点を評価する。その後で不足している点や欠点を教えると、学習意欲を育てることができる。これは教育愛の一つである。肯定的評価を行なうことによって、学習者の意欲や自尊心を引き出

すように努める。
(2) 学習者による自己評価と自己目標
　学習者による自己評価を行なうために、まず、自己目標を設定する必要がある。自己目標のないままに授業や実習が進むと「させられ学習・実習」となってしまう。この態度は他律である。これでは人格の成長や発達が期待できない。自己評価もできない。自己評価に先立って、学習者は自己目標を設定する。努力したあとで自己評価を行なう。自己評価には次の効果がある。
①自分自身を振り返る機会を得る
　学習者は自分を振り返る機会が少ない。自己評価によって人格の成長を確認する。また、不足点から新しい目標、今後の課題を見つける。
②自分という個性に出会う
　目標に対して、自分の学習の進歩を過去と現在を比較して自己評価する。さらに、努力したことや責任を負うこと、自発的に行なった行動の質を評価する。
③自尊心が育つ
　自己評価によって何らかの進歩を確認することができる。すると自己受容が進み、自分の力を信頼するようになる。自己評価には、自尊心を育てる効果がある。
(3) 個人内比較と他者比較による自己目標の評価
　自己評価では、目標に対する到達度と実践の有効性を評価する。さらに、個人内比較評価と他者比較評価を加えて自己評価をする。個人内比

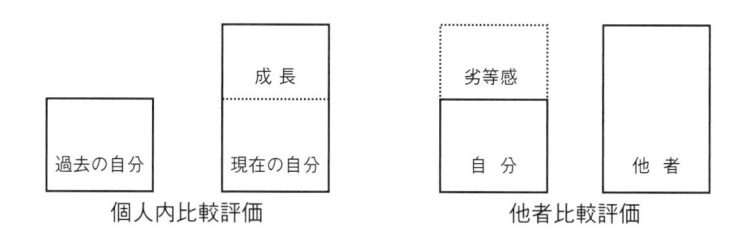

　　　　　　　　　　成長
　　　　　　　　┌─────┐　　　　劣等感
　　　┌─────┤　　　　│　　　┌─────┐
　　　│過去の自分│現在の自分│　　　│　自　分　│　他　者　│
　　　└─────┴─────┘　　　└─────┴─────┘
　　　　　個人内比較評価　　　　　　　　　他者比較評価

較だけでは、自分に甘い人は他者から見ると高過ぎる評価になりがちになる。一方、自分に厳しい人は、他者比較評価の場合には、自分よりも優れた人と比較して低過ぎる自己評価になりがちになる。

　そこで、高過ぎる自己評価を防ぎ、また低過ぎる自己評価を防ぐために個人内比較評価と他者比較評価を調和させて自己評価を行なう。他者の視点のある評価はより客観的な評価に近づく。

5）評価と教育目標（評価は学習者の益）

　教育目標の実現を目指して、教授者は授業や実習指導を実践する。その後で、目標が実現できたかどうかを確かめるために教育評価を行なう。学習者が目標を達成できたら、次の課題へと進む。もし学習者が目的を達成できなかった場合は、その原因を追究する。設定した目標の妥当性を検討する。目標が高過ぎたのであれば、低くしたり改善したりする。目標が妥当であれば、生徒に再学習を求める。また、教授者の指導のあり方に欠点があれば、指導を改善する。このように、評価は学習者の成長発達という益のために行なわれる。

　先に述べた理想主義評価では評価を行なわない。これは権威主義的評価の非人間的な評価に対する批判として考えられたものである。もし、評価がなければ、学習者の到達度や教育目標の妥当性を知ることも、指導のあり方を改善することもできない。フレッシャー Flesher は、「我々は評価によって生徒の要求と教育の目的を知ることができるのである。評価をもたない教育は、闇夜に弓を射ることに等しい」[13] と言ったと伝えられている。

　評価のない教育では、授業や実習指導が、的なしに闇夜に弓を射る行為と同じになる。つまり、不必要な内容を押し付ける教育になる可能性がある。このようなことを防ぐために教育評価を行なう。学習者の求めている良い教育を提供するために評価が行なわれる。教育は、教授者のためにあるのではなく、学習者の成長発達という益のために行なわれ

る。

　評価には困難が伴う。「世の中には99の良い点があっても一つの欠点のために許されない人間がいる。逆に、99のあらがあっても一つの美点のために許される人がいる」[14]という言葉があるように、人格の評価は容易な作業ではない。しかし、我々は評価という困難な道を進まなければならない。

> レポート課題

　（条件：原稿用紙、手書き、文字数400字）

1. 権威主義的評価と到達度評価の視点からみた評価のあり方の考察

4章 事前評価（診断評価）

　これまでに、教育設計・教育実践・教育評価について述べた。本章では、学習者を事前評価（診断評価）して、学習者の必要を分析して教育方法を考察する。ここから教育目標（学習者の到達目標）と教授目標（教授者が行なう目標）の設定を試みる。

　本章では、①質問の傾向、②無知の自覚、③文章苦手の克服について考察する。これらは、学習者が良い人間関係を作る上での障害になっている主な問題である。学習者がこれらの問題を自覚して認識し、改善へと行動を移すならば、看護を受ける人々や学習者同士との間で良好な人間関係を築く道が開かれる。

1 質問の改善

　場面・会話・文字情報から意味を読み取るためには、良い質問が必要である。実習場面で「開かれた質問」ができる学習者は4割ほどで、6割は「閉じられた質問」をしている。良い質問のできる学習者は少ない。

　コミュニケーション（伝達）において、質問は高度な技術の一つである。練習なしに実習でこれらの質問をすることはできない。これを練習する授業がない場合、学習者は日常生活の会話の中で練習して、質問の技術を向上させておく必要がある。

1）意味を問う質問

　コミュニケーションでは、意味を問う質問が必要である。質問するに

は勇気が要る。知らないことは恥ずかしいことではないのに、多くの学習者は「なんだ。そんなことも知らないのか」と言われるのではないかと恐れている。質問者の無知さを相手に悟られたくない感情を隠している学習者もいる。ところで、良い質問は、質問者と情報提供者双方にとって益となる。問題を明確にしたり、解決の参考情報が得られたりするものである。

2) 補足説明を求めた質問

　理由や根拠の補足説明を求めた質問は批判的ではあるが建設的である。情報提供者は論述の不足や弱点を知り、本論の根拠を補強することになる。このように情報提供者の益になるような良い質問を工夫する。また、この質問は聴衆の益にもなる。聴衆は質問者の質問によって理解を深めることになる。質問するということは教えるということでもある。良い質問には共に学ぶという学習方法の秘訣が含まれている。

3) 要約を求める質問

　話題提供者の長い話は、聞いている人にとって要点がわかりにくいことがある。そこで、聞いた人が「ポイントはなんですか。100字ほどで要約してください」と質問する。すると、質問者にとっても、話題提供者にとっても話の内容を簡潔に整理することになる。簡略な要約はキーワードである。「キーワードを五つ挙げてください」という質問は、話し手が内容を整理できる。
　これらから考えられる教育目標は「学習者は良い質問をすることができる」である。教授目標は「教授者は学習者に良い質問の仕方を指導する」である。

4) 閉じられた質問と開かれた質問

　質問には「閉じられた質問」（限定質問）と「開かれた質問」（拡大質

問）がある。閉じられた質問は、聞く人の疑問を解くための「聞く人中心の質問」である。これに対して開かれた質問は、答える人が自分の心の中を振り返る「答える人中心の質問」である。

　ところが、多くの学習者は実習で「閉じられた質問」をしていることが多い。まるで尋問しているようになってしまっている。慣れていない、緊張しているなどが直接の原因だが、質問の内容を学習していないことと、質問の練習をしていないことが主な原因である。事前にどんな質問をするか、紙に書き出してイメージトレーニングしておく必要がある。良い聞き手は事前に用意して、良い質問をするのである。

　この二つの質問はどちらが優れているとか劣っているということはない。場面によって、二つの方法を臨機応変に使い分けたり、組み合わせたりする。問診票など限られた時間に情報収集が必要な場合は閉じられた質問を、じっくりと会話を深めたい場合には開かれた質問を利用する。

　「閉じられた質問」は、質問された人が「はい」や「いいえ」で答えるような質問である。たとえば看護師の「食事をしましたか」という質問では、患者は「はい」か「いいえ」しか言いようがない。これでは「会話が閉じられ」てしまい、これ以上発展しない。まるで尋問しているみたいになっている。

　一方、「食事は美味しかったですか。お口に合いましたか」という「開かれた質問」では「塩味が薄かったですが、でも健康のためにはいいのでしょうね」と話が発展し展開する。

[閉じられた質問]
　事実の質問；年齢、職業、家族構成、食事・排泄の有無
　理解の質問；例：はい、いいえなど多項目選択質問
　過去の質問；どうだったのか。何があったのか
[開かれた質問]
　応用の質問；譬え話は話題を広げるための応用の質問である。健康を

4章 事前評価（診断評価）

信号機に譬える。人生を旅に譬える。病気を休憩所に譬える。ストレスを心の中にある花瓶に貯まる水に譬えると、貯まる量も時間も、抜く方法も個人によって異なる。バラの花を生けたら、水を吸い上げてくれ、よい香りを広げてくれる。話題の提供者には思いもしないところに発展して話がはずんだら開かれた質問の成功である。

分析の質問：食生活に偏りがないか分析してください。生活習慣の傾向を分析してください。性格の傾向を分析してください。対人関係の傾向を分析してください。

仮定の質問：今、自由にしていいですよと言われたら何をしたいですか。外出できたら何がしたいですか。退院できたら、一番に何がしたいですか。

評価の質問：あなたは自分の人生をどう評価していますか。給食をどう評価していますか。あなた自身の入院生活を評価すると、何点つけられますか。この病院の職員たちをどう評価しますか。

肯定質問：何か良いお考えはありませんか。大変なご苦労をされてこられたのですね。楽しい思いでもあったでしょうね。たくさんの方々に支えられてこられたのですね。

未来の質問：どうなりたいですか。どんなことを希望していますか。

考えの質問：いろいろな考え方があるでしょうね。

実習で「情報収集を目標に」と言われると、学習の初心者はつい尋問するような閉じられた質問をしがちである。そうすると会話が続かなくなってしまう。豊富な答えを引き出そうとしたら、これはまず「私は……をしています」と、自己開示から始める。その次に「〜〜のように思うのですが、あなたはどのように思いますか」と、開かれた質問をすると効果がある。

これらの質問は本を読んだだけでは習得できない。日常生活の中で意識して練習をする必要がある。こうして質問の技術を向上させる。学習

者は「聞く人中心」の閉じられた質問をする傾向がある。このことから考えられる教育目標は「学習者は開かれた質問をすることができる」である。教授目標は「教授者は学習者に開かれた質問を指導する」である。

2 無知の自覚

学習者のおよそ6割が、程度の差はあるが知ったかぶりをする。これは、無知（知らない）を恥ずかしいと意識していることが原因である。これでは科学の真理を獲得するという学習が成立しない。個人の知は部分知であるから無知は恥ずかしくはない。知ったかぶりをする方が恥ずかしい態度である。知ったかぶりでは真の知識が獲得できない。学習が成立するためには、無知の自覚が先立つ必要がある。

1）ソクラテスの無知の知（知ったかぶりの自覚）

ソクラテス[15]（BC470-399）は、自分の知は部分知であることを自覚していた。この自覚が「無知を自覚しているものこそ最大の知者である」という無知の知である。

政治家たちは善や美についても何も知らないのに、知っているかのように、思い込んでいるだけだった。ギリシア悲劇の作家たちは、自分が知恵ある者だと信じ込んでいただけだった。手に技能を持つ人たちは、技術が優れていることを理由に、自分が最高の知者だと錯覚していた。これらは無知と言われる。

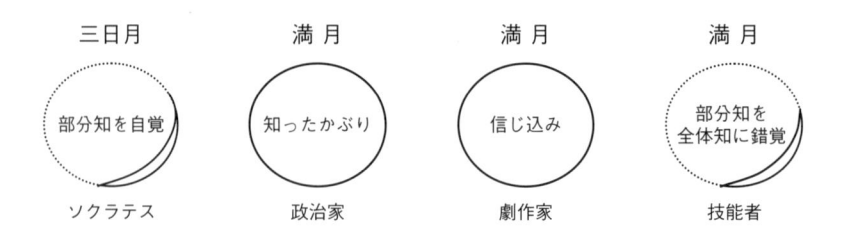

三日月	満月	満月	満月
部分知を自覚	知ったかぶり	信じ込み	部分知を全体知に錯覚
ソクラテス	政治家	劇作家	技能者

それでソクラテスは、このことを対話によって知らせて、気付かせてやった。しかしその結果、それらの男たちにもそこにいた多くの者にも憎まれてしまった。ソクラテスが70歳の時、裁判にかけられ死刑にされてしまった。ソクラテスにとって、知ったかぶりは愚かなことであった。彼は「無知の知」に向かって、多くの人々と問答を続け、語り合い、教えた。ソクラテスは偉大な教師だった。

2）学習過程の3段階

　学習過程は、無知の自覚・知識の獲得・行動の変容の3段階からなっている。

（1）教授者は、学習者の知識や知恵について無知の自覚を促す

　本書の2章で、生徒たちはいわば空っぽの皿で、教師がその上に知識を満たしていくのが教育だと考えられているが、これは正しくないと書いた。よほど優れた学習者でない限り学習者を事前評価すると、知識を入れる皿には、誤知識や正しい知識、不確かな知識がまばらに載っている状態である。これは、積み木で作品が作られていて、その上に新しい物を積み上げようとしているモデルを考えることができる。

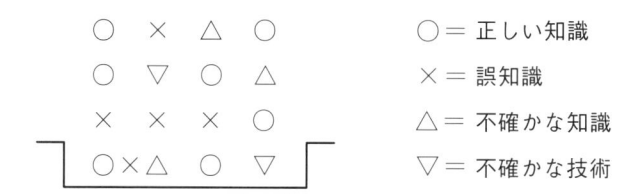

○	×	△	○		○＝ 正しい知識
○	▽	○	△		×＝ 誤知識
×	×	×	○		△＝ 不確かな知識
○×△	○	▽			▽＝ 不確かな技術

　このような状態の積み木に、新知識を積み上げてもやがて崩れるだろう。学習者は新知識を獲得できない。教授者は、授業や実習指導を始める前（積み木を積み上げる前）に、学習者の無知の自覚を促す（誤知識、不確かな知識、不確かな技術を自覚）必要がある。そして、それらを取り除いたり修正したりする。またそれぞれの部品をしっかりと接着

する（それぞれの関連を明確にする）ならば、新知識の受入れの用意ができる。

この時に、学習者に憎まれないような指導方法をソクラテスから教訓を得る必要がある。彼は、我々に憎まれないような方法を自分自身で見つけるように身をもって教えている。

(2) 教授者は、学習者に正しい知識や技術を提供する

学習の資料を提示して説明すると、学習者にはわかりやすい。学習者は、言葉だけの説明を聞いただけではその場だけの理解となり、忘れてしまうことが多い。看護学や医学の専門用語は、学習者にとって日常的ではない。そのため、「意味がわかりにくい。記憶に残りにくい」などの理由から資料が必要である。

(3) 学習者は、知識や技術に行動が伴い、行動が変容する

教授者は、資料をもとに質問によって学習者が理解したかどうかを確認する。また、学習者は資料を読み返すことによって理解を強化（学習）する。資料をもとに学習者と共に学ぶという姿勢が大切である。

ソクラテスは教育者の態度として、自分は知恵のない者だという謙虚な模範を示した。このことは今日の教授者にも大いに学ぶべきところがある。時には、学習者から教授者の知らないことを質問されることがあ

---

conference room 4　学習意欲不足の改善方法

筆者は2001年に、ある看護専門学校で講義を始めた。4回目を過ぎた頃、「教室の雰囲気が変わりました。とげとげしかった学生たちが穏やかな雰囲気になりました」と、主任が感想を語った。この意味はこうである。

学生たちには学習意欲がある。良いレポートを書きたいと考えている。しかし、レポートの書き方がわからなくて困っている。だから、書き方を教えてほしいと思っている。ところが、書き方を教えてくれる授業はなく、わからないままに次々とレポート課題を求められている。だから、不満が募っていたのである。筆者の講義で不満は解消し、学習の意欲が向上した。

☞ p.25, p.51

4章 事前評価（診断評価）

る。この場合には、調べて伝えるのが誠実な態度である。共に学ぶという教授方法が憎まれないための教授方法の秘訣である。

　ある学習者は、実習で指導者にある質問をした。すると実習指導者は「そのことはわからないので、調べてきて明日説明します。そのほかにもわからないことはあります。調べてきますから質問してください。一緒に学びましょう」と言った。学習者は実習という慣れない医療現場で、恐れていることが多い。そのために、確かめなければならないことなのに尋ねられずにいる学習者もいる。そんな時に「一緒に学びましょう」（p.54 参照）という言葉は、初心者に心強い。

3）無知の自覚は、盲点の気付き

　サンフランシスコ州立大学臨床心理学者ジョーゼフ・ラフトとUCLAのハリー・インガム[16]（1963）によれば、次の図のように、心には4つの窓がある。1の領域の広い人はより円熟した人格である。2、3、4の領域が広い人は未熟な人格である。

　ソクラテスは盲点の領域を対話と答えという問答法によって気付かせ

ジョハリの窓

	自分が知っている領域	自分が知らない領域
他人が知っている領域	1. 自由な領域　対話	2. 盲点の領域
他人が知らない領域	3. 秘密の領域	4. 未知の領域　潜在意識

より成熟	より未熟	より未熟	より未熟
1.自由な領域	2.盲点の領域	3.秘密の領域	4.未知の領域

た。ところが、知らないことを気付かせられた人は、プライドが許さずソクラテスを憎んだ。憎んだ人にとって、プライドが許さないことでさえ気が付かない盲点であった。

　対人関係における人格の成熟さは自己開示にヒントがある。自己を開示して対話の領域を広くすると、秘密と盲点の領域が少なくなる。人は自己開示に積極的な人に対して心を開く。できる・できない、わかる・わからないなどに関わらず開示する。特にできない・わからないことを積極的に開示すると対人関係が良くなる。

　ただし、自己開示を促す際には細心の配慮が必要である。人間は秘密を抱えている存在である。「話した後に、話さなければよかったと後悔するようなことは話さないでください」と、個人の尊厳の領域には立ち入らない。守秘義務を果たす。

　教育目標は「学習者は無知の知を自覚できる」である。教授目標は「教授者は学習者に無知の知の自覚を促す」である。

3　文章苦手の克服

　1997年に筆者はある看護学校の主任から「学生は文章を書くことが苦手なのです。あなたは小学校教師をしたことがあるならわかりやすく教えることができるでしょう」と依頼された時から、レポートの書き方の講義を始めた。現在、複数の看護専門学校で「基礎科目」の「科学的思考の基盤」（レポートの書き方）の講義を受け持っている。

　筆者は授業を実践しつつ、2001年から2003年に看護学校5校531人、2008年に4校330人の学生の「書く意識の調査」を行なった。「嫌い。苦手・書き方がわからない。自信がない」という質問への回答は、それぞれ学生の90.1％、93.1％だった。看護学生の多くは文章苦手意識を抱いていた。ただし、この調査は全部の授業が終了した時点で行なったものである。

4章 事前評価（診断評価）

1）看護学生の90％以上に「文章苦手意識」

　学生はレポートの書き方がわからないままに、嫌々、劣等感があるままに書いて提出していた。苦手意識の例をあげると、「文章構成方法、読点の打ち方、国語辞典の使い方、原稿用紙の使い方、句点・読点を文頭に打たない、レポートを常体文で書くなどを知らない」である。

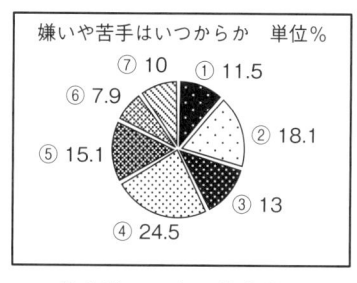

2001-2003年調査（531人）
嫌いや苦手はいつからか　単位％
⑦ 10　① 11.5
⑥ 7.9　② 18.1
⑤ 15.1　③ 13
④ 24.5

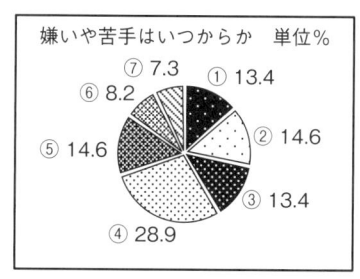

2008年調査（330人）
嫌いや苦手はいつからか　単位％
⑦ 7.3　① 13.4
⑥ 8.2　② 14.6
⑤ 14.6　③ 13.4
④ 28.9

①小学1・2年　②小学3・4年　③小学5・6年　④中学　⑤高校
⑥その後　⑦無回答

①〜⑥の合計＝90.1％　　　　　①〜⑥の合計＝93.1％

2）授業設計

　この授業の特徴は、毎回30分で学生がレポートを書くという学生参加型の授業として設計したことである。学生は書く練習が不足しているので、講義毎に毎回レポートを書いて練習する。文章力はスポーツと同じで、良い指導者に就いて練習する必要がある。緊張感のある授業時間に、学生が書く練習をするように設計した。

3）学習者参加型の授業実践

　授業は学生参加型である。講義のあと30〜40分で学生は課題に沿って原稿用紙1枚にレポートを書く。学生が書き上げることはできない場合は宿題とする。未提出レポートは評価点から減点されることを予告し

43

て全回提出を求めた。提出されたレポートは添削して次回に返却した。添削時には4項目評価を書いた小紙片を準備し、○△×で評価した。30分の間に学生の机の間を回り個人質問に答えた。その時、見られるのが恥ずかしくて原稿用紙を隠すほどに苦手意識が存在していた。

4）授業実践の結果（苦手意識軽減の程度）
（1）苦手意識が28.4～47.5ポイント軽減した
　「苦手・少し苦手の合計」は2001-2003年調査で28.4ポイント、2008年調査では47.5ポイント減少した。

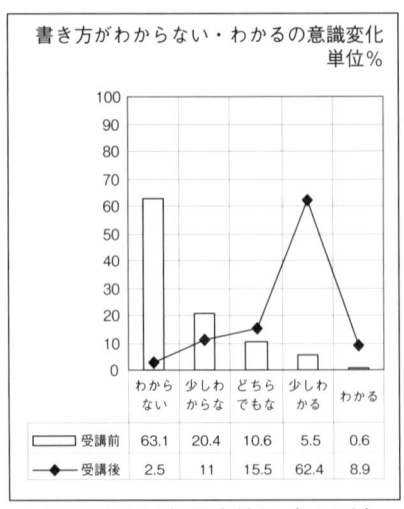

	わからない	少しわからな	どちらでもな	少しわかる	わかる
受講前	63.1	20.4	10.6	5.5	0.6
受講後	2.5	11	15.5	62.4	8.9

2001-2003年調査結果（531人）

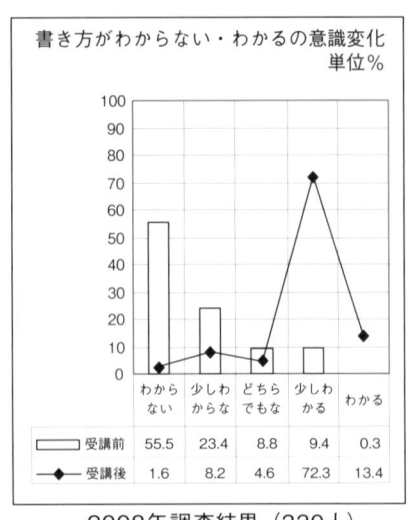

	わからない	少しわからな	どちらでもな	少しわかる	わかる
受講前	55.5	23.4	8.8	9.4	0.3
受講後	1.6	8.2	4.6	72.3	13.4

2008年調査結果（330人）

（2）授業実践の結果（書き方がわかった）
　「書き方がわからない・少しわからない」は2001-2003年調査で70ポイント、2008年調査で69.1ポイント減少した。「書き方が少しわかった・わかった」は、2001-2003年調査で65.2ポイント、2008年調査で76ポイント増加した。「書けない劣等感が解消した」はそれぞれ

23.8％、30.7％だった。

　A学生は小学校時代から国語の評価が1と2だったが、「文章力がある」と評価されて人生が変わった。卒業式には、A学生は答辞を書いて読んで卒業した。働きながら学んでいたB学生は、講義の終盤になって看護記録の訂正印が減った。C学生は小学4年の子どもに三分節による文章構成を教えた。子どもは作文を楽しんで書くようになった。

5）授業の有効性（苦手軽減要因）

　以上から、筆者の実践した学生参加型の授業は、文章苦手意識を軽減し、文章能力を向上する授業として役立つということができる。学生の文章力が向上した要因は以下である。
(1)「基礎科目」で「レポートの書き方」を実践した
(2) 全回レポートを書く学生参加型の授業だった
(3) レポートはすべて添削・評価して返却した

6）今後の課題（もっと書けるようになるためには）

　民間会社Benesse（ベネッセ）は2005年に「子ども生活実態調査報告書」[17]を公表している。「自分の考えを文章にまとめること」では、高校生の65.7％が「とても苦手・やや苦手」だった。またBenesseの2008年「放課後の生活時間調査」[18]によると、日本の高校2年生はヴィジュアルメディアで1日平均5時間24分を費やしている。

　文章力向上に関して予習と復習は重要な要素である。しかし多くの学生は家庭学習する時間をテレビ・インターネット・ケータイ・ゲームなどで浪費しているから、予習・復習する時間がない。

　人類は、聞く・話す・読む・書くによる教育によって科学を発展させてきた。文章力は先天的能力ではなく後天的能力である。だから看護専門学校は看護学生の文章力向上ために「レポートの書き方」という科目を設定し、「文章トレーニングの授業」を実施する必要がある。

筆者の「文章苦手意識調査」では、受講前では「これからも書けない・今さらどうでもいい」と45.1％、46.7％が諦めていた。受講後では、9.9％、6.5％までに減少した。また「もっと書けるようになりたい」と、看護学生はさらなる文章指導を期待していた。

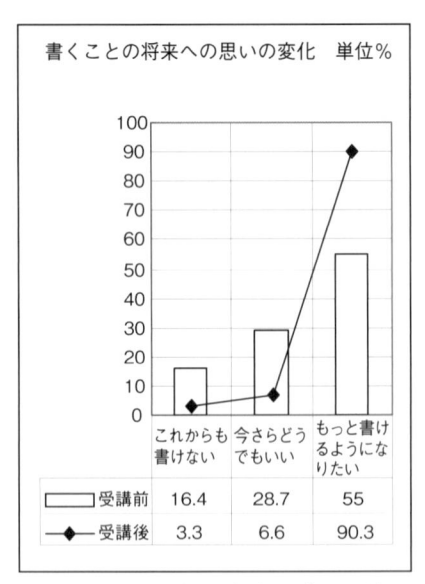

書くことの将来への思いの変化　単位％	これからも書けない	今さらどうでもいい	もっと書けるようになりたい
受講前	16.4	28.7	55
受講後	3.3	6.6	90.3

2001-2003年調査結果（531人）

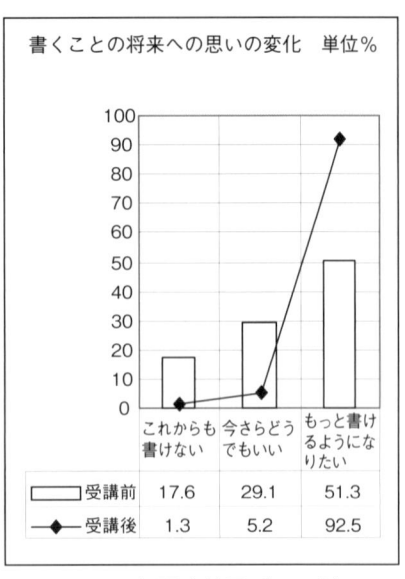

書くことの将来への思いの変化　単位％	これからも書けない	今さらどうでもいい	もっと書けるようになりたい
受講前	17.6	29.1	51.3
受講後	1.3	5.2	92.5

2008年調査結果（330人）

　筆者は、学生の2年次に、人類の自我形成の歴史を鏡のようにして、学生が自分の自我形成の歴史をたどる教育学の講義をしている。この講義でも毎回レポートを書く講義を設計して実践している。こうすると文章苦手意識を克服する方法として役立つ。また自尊心が増したり回復したりする。教育学に文章苦手を解決するヒントがあると考えている。
　1960年代から経済・政治・建築・教育などすべてがモダン（近代的：発展）と言われた。ところが1990年代のバブル経済の崩壊と共にポストモダン（近代以後：混沌）と言われ始めた。21世紀に入って、教育の分野でも益々ポストモダンが広がる。教育者はニヒリズムや諦め、モ

ンスター（復習も予習もせず睡眠不足のままに登校する、図書室から無断で本を持ち出す）学生に向き合わなければならない。これらを超克する哲学や倫理学、教育学が必要である。

　教育目標は「学習者は文章苦手意識を克服し文章力を向上させる」である。教授目標は「教授者は、学校のカリキュラムの基礎科目に「レポートの書き方」の授業を設定する。そしてこれを実践する」である。

レポート課題

　（条件：原稿用紙、手書き、文字数400字。各1枚ずつ）

1. 学習者に対する「答える人中心の質問」についての考察
2. 学習者に無知の自覚を促す方法についての考察
3. 学校の教育課程に「文章指導」の科目を設定する計画の立案

5章 教育方法の基礎

　これまでに設計・実践・評価・事前評価という視点から教育の方法について記述してきた。本章では、人間観・教師観・教育愛という視点から教育の方法を考察する。

🔳 人間観と教育方法

　人間を何かに譬えて考えると、鉱物モデル、植物モデル、動物モデル、人間モデルによって説明される。モデルは雛型や模型という意味である。ここから考え出された教育方法は、強制教育、環境を整える教育、報酬と罰による教育、自由意志を尊重した教育である。「人間観」は人間についての考え方や見方、捉え方である。

1) 鉱物モデルと教育方法

　鉱物モデルの人間観は、人間を紙・石・粘土・蠟(ろう)などに見立てた人間理解である。白い紙は筆で字が書き込まれる。硬い石は、石工によって削られ作品に仕上げられる。柔らかな粘土は、陶工の意図するように手を加えられて焼き物に作り上げられる。柔らかな蠟は手を加えられて芸術作品に作り上げられる。

　鉱物をモデルにした教育方法の特徴は、子どもを早期のうちに教育することが良いとされること、子どもの発達段階・自由意志・個性・好みを配慮しないことである。この極端が超早期の英才教育である。子どもはできるだけ「小さい大人」を求められる。この教育方法はギリシア時代から20世紀にかけて行なわれてきた。これは暗記中心の教育や注入

教育、強制教育、学力偏重教育と批判される。陶工や石工の作業は、型にはめ込み手を加える積極的行為である。

2）植物モデルと教育方法

　18世紀フランスのジャン・ジャック・ルソー（J・J・Rousseau 1712-1778）は、鉱物モデルの教育観を批判して、植物モデルの人間観を世界にもたらした。1762年に出版した教育小説『エミール』[19]（上）に「子どもの発見」と言われることが書かれている。「人は子どもというものを知らない。子どもについてまちがった観念をもっている……。このうえなく賢明な人々でさえ、大人が知らなければならないことに熱中して、子どもに何が学べるかを考えない。彼らは子どものうちに大人を求め、大人になる前に子どもがどういうものであるかを考えない」（前掲書 p.18）。「自然は、子どもが大人になる前に子どもであることを望んでいる。この順序をひっくり返そうとすると、成熟もしていない、味わいもない、そしてすぐに腐ってしまう速成の果実を結ばせることになる」（前掲書 p.125）。

　これらは「子どもの本性は善である。子どもには発達段階がある。子どもは大人の小型ではない。子ども時代に固有の価値がある。大人になるための準備期間ではない」などを意味している。ルソーによって初めて、子どもは大人の世界から解放され、独自な世界を発見されたと言われる。

　ただし、ルソーは、幼い時に母親を失った。5、6歳の時から父親が読んでいた大人の小説を読んで、英才教育を受けてしまったようである。10歳で父と別れ、正規の教育を受けられなかった。5人の子どもを養育院に送らなければならなかったという事情があった。彼は自戒を込めたのだろうと思われるのだが、「父としての義務をはたすことができないひとには父になる権利はない。貧困も仕事も世間への気がねも自分の子どもを自分で養い育てることをまぬがれさせる理由にはならない」

（前掲書 p.46）とも書いている。

　植物モデルの教育の特徴は、子どもの発達段階に従う教育、すなわち合自然(ごうしぜん)の教育、消極教育である。人は、植物が双葉の時に花や実を求めない。植物は種のままでも双葉の状態でも完全である。蝶がさなぎや幼虫の段階でも完全なように、子どもは子どものままで完全なのである。これが一般に言われるルソーの「子どもの発見」である。教育方法は植物を育てる方法から学ぶことになる。植物栽培は、土壌を用意し種を蒔き水をやり肥料を与えて環境を整え、成長を見守る。同じように、植物栽培をモデルにして考える教育方法は、消極的行為である。

　4章に書いたソクラテスは、若者たちに問いをして、その問いからさらに問いをして若者たちに無知の自覚を促した。これは注入や積極的な教育ではなく、消極的教育と言える。産婦は自らの力によって子を産む。同じように、知恵や知識は学習者自らが獲得するものである。彼の母親が産婆をしていたこともあって、ソクラテスの指導方法は産婆術と言われる。

3）動物モデルと教育方法

　19世紀から20世紀にかけて行動主義心理学が発達した。パブロフ（1849-1936）がイヌの条件反射をモデルにして人間の行動を研究し始めた。ワトソン（1878-1958）の行動主義、スキナー（1904-1990）の新行動主義へと発展した。人間は鉱物や植物の特徴があるが、動物の特徴もある。動物モデルから考えられる教育方法は、報酬と罰に対する条件反射によって子どもに行動を促す教育である。

　哺乳類は子どもに乳を与え、鳥類はエサを与えて育てる。また、生き物たちは、子どもが親からエサの取り方を学習して大人になる。食物を与えられただけでは大人になることはできない。2012年2月の新聞記事によると、京都市動物園では、泳げなくて水に沈んでしまうアヒルに飼育員が泳ぎ方を教えた。すると、アヒルは泳ぎ方を学習して泳げるよ

うになった。動物や鳥たちが成長して独り立ちできるためには訓練・学習・教育が必要である。

　この動物モデルから得られる教育方法は、子どもの良い行動を褒め、良くない行動を叱るという報酬と罰による教育である。群れを作って生活するイヌは、条件反射を利用して褒美と罰によって行動を訓練することができる。ただし、人間は知的に高度な能力があるので、子どもは褒められることを目的にしたり、報酬がある場合だけに良い行動をしたりして、打算的になる可能性がある。イヌやネコはペットとして飼われる。子どもがペットとして育てられたら、自立や自律ができなくなる。また、動物は将来に家畜として利用されるために育てられる。しかし、人間の子どもが育てられるのは、人となって自らの人生を切り拓いて、奉仕するためである。動物をモデルにした行動を促す教育方法は、不完全な方法である。

4）人間モデルと教育方法

　人間を教育する方法は、鉱物モデル・植物モデル・動物モデルから考えることができる。しかし、生物学的なヒトは社会的な人間であるか

---

conference room 5 　**受け身的な態度の改善方法**

　筆者は、受身的な姿勢を他律型として分類している。「レポートの書き方」の講義で自己自身の傾向の分析を求めと、およそ6割の学生が他律の傾向だと書く。これは簡単に改善するものではない。本人が自分の傾向を自覚すると少し改善が期待できる。他律型は聞く・尋ねるので争わず忠実で平和を作るという良い面がある。指示して教えれば成長する可能性を持っている。ただし、指示待ちや責任能力が少ないという欠点もある。

　縁の下の力持ち的な役割ができる良い面を評価して、その学生にあった任務を与える。自分にできる小さな責任を担う練習をすれば、少しずつ改善していくだろう。長い目で温かく見守り育てる方法が適している。

☞ p.40, p.64

ら、教育方法は、人間モデルで考えなければならない。「自由意志」は、人間だけに存在する能力である。鉱物・植物・動物にはない。人間とその他の存在を区別するものは、自由意志の存在である。自由意志は物事を選択する意志でもある。また、自由には責任が伴う。

　古代ギリシアの人々は、真・善・美の価値が調和して実現した良い人間を目標にしてきた。ペスタロッチによれば、頭に象徴される知性・知識、胸に象徴される温かな思いやり・配慮、手に象徴される技術の調和が人間の理想である。全人教育論の小原國芳によれば、真（哲学・科学）、善（道徳・倫理）、美（芸術・美学）・聖（宗教）、そして、健康と経済の価値が調和した人間が理想である（本書 p.28 参照）。

　人間モデルから考えられる教育方法は、自ら思考し、判断し、行動し、責任を取る自律的人間の完成という目標に向かって、自由意志を尊重して育てる教育である。現代は、理想の人間像をモデルにした教育の方法を実践すべき時代である。

2 教師観と教育方法

　ここでは、教師としてのあり方を教師観という言葉で表す。教師と生徒との関係で教師を考えると、権威主義的教師、同僚主義的教師、尊敬主義的教師、相互主義的教師が考えられる。

1）権威主義的教師と教育方法

　権威主義的教師は、生徒に対して支配・命令という権威に偏った一方向的な指導をする。この教師観はギリシア時代から20世紀まで続いてきた。似た言葉にパターナリズム（家父長的態度・干渉政治）がある。かつて教師の仕事を「教鞭を執る」と言った。今日では全く用いられないが、これは、教える時に鞭を使った名残である。この教師は生徒に服従を求める。生徒は恐怖心から教師に従うのがこの教育方法の特徴である。教師による生徒への体罰が禁止されたのは戦後である。

しかし、現代でも権威主義的教師の教育方法は残っている。たとえば、終了前15分以前に退室した場合は早退欠席、一定数以上の欠席日数があれば単位不認定、試験で60点以下単位不認定などの規則は権威主義的である。筆者の授業では、学生が講義毎に提出する15回レポートは未提出を減点する。教授者が学習者の学習を管理するという指導方法は権威主義的である。本来、学習者が自律した人間であればこれらの規則や管理は必要ない。校内にチャイムで時刻を知らせるのは権威主義的管理である。また自己管理できる・できないに関わらず、最低限の規則を設定して生徒を管理する教育方法は、権威主義的である。

 なんでもよくできる熟達者は初心者に「どうしてわからないの」「どうしてできないの」と言う傾向がある。天才的な熟達者は、あまり良い教え方ができないと言われる。反対に、努力して熟達者になった人は初心者に教えることが優れていると言われる。努力した熟達者は、初心者が躓く点を熟知しているからである。天才的な熟達者は権威主義的であると言える。

 権威主義的な教師の指導方法に、あなたメッセージがある。メッセージを伝える場合に、「あなたは……しなさい」と「あなた」を主語にしたメッセージは攻撃的な意味を含んでいる。一方、「わたしは……こうしてほしい」というわたしメッセージは相手の意思や権利を尊重したメーセージである。

2) 同僚主義的教師と教育方法

 これは、権威主義的教師の対極として考えられる教師である。確かに絶対者の前では、教師も生徒も同一である。しかし教師は成熟者であり生徒は未成熟者であるから同僚主義的教師による教育方法は正しくない。

3) 尊敬主義的教師と教育方法

　生徒は教師を尊敬するゆえに従うのが尊敬主義的教師である。真の服従は強制されず、生徒が納得して受け入れたものである。この教師は、生徒の権利を保障する。教師は全人格的に生徒よりも成熟している。知識や知恵、技術において熟達している。今日、尊敬主義的教師による教育は一般的な教育方法である。

　しかし、看護学や実習指導の分野において、若い教師や指導者の中には経験が少ない人もいる。熟達という点において生徒から尊敬されるという域まで達していない場合もあるであろう。尊敬主義的方法では、教師が生徒に教える、あるいは生徒が教師を尊敬するというように一方向的である。この場合には、教師生徒関係において尊敬が存在しないケースもありえる。我々は第4の教師の存在を予想する。

4) 相互成就的教師と教育方法

　鰺坂二夫（1909-2005）によれば、第4の教師が存在する。その教師は、教えることによって、教えられる者から教えられる教師である。

　「この間柄は……己を無にし己の生命を幼き者、未熟なる者の成長のうちに見いだそうとする他者実現の世界である。この他者実現の立場にあっては、指導者も被指導者もないのであって、教える者はかえって、教えられる者によって教えられるのである。この他者の不思議なる力を媒介としての相互成就の世界こそはあらゆる教育関係の基礎と言うべきであろう」[20]。第4の教育による教育方法は、教授者と学習者が共に他者実現の念願の世界が成就する教育方法である。

　本書 p.41 に書いた「…わからないことはあります。調べてきますから質問してください。一緒に学びましょう」と言った実習指導者の教育方法は、第4の教育方法である（p.127 も参照）。相互成就の世界に、若くて経験の少ない教師や実習指導者でも、学習者から尊敬される教育方法を実践する道が開かれている。

3 教育愛と教育方法

　教育の根底に愛が存在する。本書ではこれを教育愛という。E・フロム（1900-1980）の『愛するということ』[21]によれば、愛は、与える・配慮・尊敬・知識という技術である。紀元前に、古代ギリシアの人々は、愛が自然的物欲愛（エピテュミア）、自己実現愛（エロース）、他者実現愛（アガペー）の3段階で成り立っている発見していた。

　愛の対象は、物・価値・個人である。人間は物を愛する。宝石、花、衣服、美術品、金品、身体、その他が愛の対象となる。また、人間は価値を愛する。真・善・美・聖、自己実現、民主主義、その他の価値を愛する。さらに、人間は個人を愛する。個人を愛する時には、その人格を愛する。

1）自然的物欲愛と教育方法

　愛の第一段階は自然的物欲愛である。哺乳動物の親は、子を産み乳を与えて可愛がって育てる。同様に、人間にも動物的な自然的物欲愛が存在する。さて、人間の子どもの愛情はどのように芽生えるのだろうか。人間の子どもを実験に使うことは倫理上できない。1958年、心理学者ハーロウ Harry.F.Harlow（1893-1960）は産まれたばかりのアカゲザルの赤ん坊を使って実験した[22]。子どもの愛情は学習されたものか、それとも母親の刺激特性が子どもの愛情を惹起するのかを確かめた。

　まずサルの赤ん坊4匹を針金製の授乳できない母親模型と布製の授乳できる母親模型と一緒に一つのゲージに入れた。ほかの4匹は条件を反対にして、針金製の授乳できる母親模型と布製の授乳できない母親模型と一緒に保育ケージに入れて観察した。その結果、すべてのサルの赤ん坊はいつも布製の母親に抱きついていた。布製の授乳できない母親模型に抱きついていた赤ん坊は授乳の時だけ、針金製で授乳できる母親の所に行った。このことからハーロウは「接触の愛撫が母親に対して愛情を

注ぐ誘引となっている」と結論付けた。さらに、彼は接触愛撫が唯一の誘引でなく、乳房が愛情形成に役割を果たしていることを確かめた。母親模型を共に布製にして、一方だけが授乳できるものにした。そしてサルの赤ん坊を入れると、すべての赤ん坊が授乳できる母親模型を選んだ。このことから彼は「接触愛撫という強力な誘引が同じ状態に保たれている場合には、乳房と授乳に結びついた活動が重要な要因となる」と結論付けた。そのほかにも、赤ん坊は揺れる母親模型と暖かい母親模型を好んだ。このことから「母親への愛情形成には、母親の体温がある程度有効な役割を果たしていると考えられる」としている。これらのことから、子どもの愛情は学習によるものではなく、母親の刺激特性が子どもの愛情を惹起すると言える。

　他者との生の共同という自然的物欲愛による教育方法は、接触・温もり・揺れである。さて、この自然的物欲愛には「物件化」という危険性が含まれている。対人関係において46cm以内は私的な距離であり、私的な距離への接近は物件化の可能性が生じる。Lucile Lewisは『POSと看護計画』[23]で、人類学者のE・T・ホール（1914-2009）の"The Hidden Dimension"から引用して、公的な距離と区別した。

　　「ホールは、アメリカ人が特別な目的をもって用いる4つの距離について明確にした。18インチ（46cm）より近い距離は、求愛・安楽・保護行為のために用いられる。人間関係における自分とまわりとの間におく距離は、1.5～4フィート（46-122cm）と測定されている。人々は、4～7フィート（214cm）の間で社会的・非個人的な相互作用を営んでいる。7フィートより以上の距離は、公的な距離と呼ばれ、関わり合いの欠如を意味している」

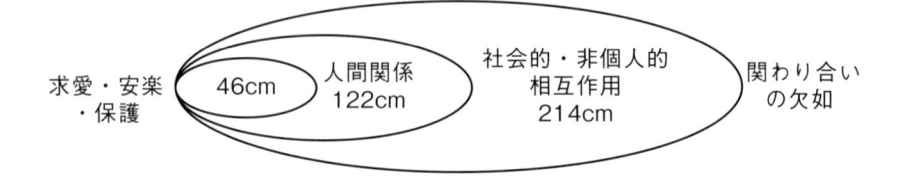

5章　教育方法の基礎

　波多野精一（1877-1950）は自然的物欲愛の物件化を次のように書いている。「他者との生の共同ないし合一は、……相手の人間を、物件化し、併呑し、享楽することによって成し遂げられる。愛の哲学的理解の開拓者であったギリシア人はこれをエピテュミア（物欲）と呼んだ」[24]。

　自然的物欲愛による教育方法は、愛情を惹起するという点において有効である。しかし、相手を物件化するという危機を含んでいる。イプセン（1828-1906）の「人形の家」[25]は人格としての人間を物として扱う問題をテーマにしている。相手の人を物件化するという危機を克服するために、自己実現愛へと導かれる。

2）自己実現愛と教育方法

　物欲愛は自然的動物的であるのに対して、価値愛は人間的・文化的である。ギリシア語のエロースは「価値を愛する」という意味である。愛の第二段階であるエロースは、プラトンの『饗宴』[26]に記されている。ここでは、自己実現という価値愛は自己中心的な概念として記されている。

　エロース（価値愛）は、ボロス（知恵と方策に富裕の神）とペニア（貧乏の女神）に生まれた息子である。エロースは、父ボロスの性質を受け継いだために美しいもの、善きもの、価値、完全を目指して果てしなく努力し励まなければならない。しかし、母ペニアの血筋のゆえに手に入れたものはすぐに手の間から漏れ落ちてしまう悲劇的運命を担わされている。

　エロース（自己実現）的価値愛は自己中心的である。この愛は成長のために自己を中心として吸収しようとする。これは奪うことでもあり、支配し押し付ける愛でもある。ところが、奪っても支配してもエロース（自己実現）的愛は満足できない。自己実現愛は理想への到達が約束されていない。極端な自己主張はあらゆるものを奪う。そして自分をも自殺に追いやる危険性を持っている。実習記録を書くために、援助を行な

57

うというのでは、この援助は実験に近く、自己中心的である。

　自己実現的価値愛による教育方法は、真・善・美の実現という高い教育目標を目指すところにある。しかし、吸収し奪う、また目標には到達しないという欠点がある。これを克服する道が他者実現愛である。

3）他者実現愛と教育方法

　古代ギリシア人たちが発見したもう一つの愛は他者実現愛（アガペー）である。波多野精一によれば（本書 p.57 参照）、物欲愛と自己実現愛において、他者は滅ぼされる従属的存在で、否定される存在である。エロースは「自己規定」「自己実現」が原理であるが、アガペーは「他者規定」「他者実現」である。エロースは自己が優先するが、アガペーは他者が優先する。

　愛がアガペーすなわち、見返りを求めない愛、無償の愛、犠牲的な愛であるとき、それは自己実現となって還ってくる。愛は、与えることによって与えられる。ここに愛の充足がある。どちらかへの一方向の愛は枯渇してしまう。我が愛し、また我も愛される。与えることによって与えられて、愛は充足する。主体は他の主体（他者）の存在を許すことによって、物件化と支配という危険性を克服する道が開かれる。

　こうして、愛が物的愛から自己実現愛へ、そして他者実現愛にまで高められて存在する時、業（わざ）としての教育愛が教育方法の中に実現する。鯵坂二夫は次のように書いている。

> 「教育は成熟者と未成熟者の間に行なわれる行為的伝達作用であるとするならば、前者から後者への限りない親の心と、後者から前者へ、すなわち部分的なるものから全体的なるものへの敬慕という子の心の相関において成立すると言われる。教育におけるいっさいの積極性はかかる愛の心にその根源を持つのである。単なる法令や、規定によって義務づけようとする法律や、道徳を超えて、教育が常に忍耐と苦労を通じて可能であるのも、それが法律や、道徳よりもはるかに愛の業（わざ）に近いからである。教育こそはまさにたゆみなき愛

5章 教育方法の基礎

の業にほかならない」[27]。

『教育原理第一部Ⅰ・Ⅱ』鯵坂二夫 玉川大学通信教育部

　他者実現愛による教育方法は、教授者と学習者が共に自己実現を成就する。本書のp.10に書いた「学生がいなくても、患者さんが一人でできるようになる援助を計画しなさい」という指導は他者実現愛からでた言葉である。

レポート課題

　（条件：原稿用紙、手書き、文字数400字）

1. 人間モデルの教育方法を実践する場合の困難さの分析
2. 相互成就の教育を実践する場合の困難さの分析
3. 他者実現愛の教育を実践する場合の困難さの分析

沈黙の時

　ある男性准看護師は働きながら学んでいる学生である。学校では追試を受けていた。職場では、仕事が遅いしできない人と評価されていて「自分はこの仕事に向いていないのでは…」と悩んでいた時だった。

　入院してきた老女を受け持って世話をした。一息着いた頃、老女は布団からそっと手を差し出した。彼は老女の手を握って沈黙の時を過ごした。

　その2日後に老女は亡くなった。彼の心の何かが動いていた。「あの時、どんなことがあっても頑張ろうと思った」と教育学のレポートに書いた。

6章 レポートの文章指導

　キリストの譬え話の中に『まかない所から刈り、散らさない所から集める酷な人』[28]という表現がある。看護学を学ぶ新入学生に書き方を何も教えずにレポートを求めることは、この酷な人がすることと同じようなものである。学生は、高校卒業までの公教育において、レポートを書くための種はまかれてはいるが、肥料は与えられず、手入れがされていないので、看護学のレポートが書けるまでには十分に育っていない状態である。

　だから、看護学校でも学生にレポートの書き方を丁寧に指導して、育てる必要がある。教えず練習もさせないままにレポートを求めると、学生は教師が酷な人のように見えるのである。筆者の「文章の書き方」という授業時間には毎回、学生がレポートを書くための練習時間を設けて、次のように教える。筆者著の『看護学生のためのレポート・論文の書き方』[29]（金芳堂刊）は次のように構成してある。

1 レポートの基礎（1～4章）

　1～4章は文章の基礎的な最低の知識と技術である。これを習得すれば、良いレポートを書けるようになる。1章は「文章の基礎」、2章は「問題解決」、3章は「読点の使い方」、4章は「他者からの視点」である。

6章 レポートの文章指導

1）1章：文章の基本（全体構成、1文 40字、常体文）
(1) 原稿用紙1枚を書く練習

　文章は全体構成の設計（デザイン）から始める。原稿用紙は1枚が20字20行で構成されている。題と氏名で2行を除くと18行残る。これを3段落に分ける。1段落は6行120字である。次に、1段落の中を3で割る。すると1文は40字になる。1文の長さを意識している人は少ない。実は1文の長さは、読み手の立場から見ても40字程度以内が理解しやすくて適当である。このようにまず、全体を三分割した型枠を作る。1文が40字以上になると、主語述語が複数入り混じってわかりにくくなる。

　次にこの3段落の中に、内容を筋道が通るように展開して書く。レポートでは、歴史構成：過去・現在・未来、対比構成：事例1・事例2・事例3、分析構成：要素1・要素2・要素3、消去構成：列挙・消去・選択、問題解決構成：問題・仮説実践・問題・結果・実践評価の5つが全体の基本的な構成である。こうしてまず1枚の原稿用紙に書く練習をする。

　この中に結論が末尾にくる起承転結は入れていない。レポートは結論から書き始めるものであるし、「結」は「結果」なのか「結論」なのかが不明確であるから、レポート・論文には適さないので省いてある。結果は、問題がどのように変化したかを記述したものである。また結論は、実践の有効性を評価したものである。そして、文体を常体文（である調）で統一して書く。以上が1枚のレポートの練習である。

(2) 5枚以上のレポートを書く練習

　これを複数書いて練習した後で、5枚以上のレポートの構成を教える。原稿用紙1枚が書けるようになると、文字数の多い2、3枚のレポートが書けるようなっていく。つまり、段階を経て文章を書く能力は向上していく。次のように丁寧な指導が必要である。なぜなら、学生らはレポートの正しい書き方を習っていないからである。例を示す。

はじめに（何を書くか簡単に述べる）
　　1. 1章で解決した問題と今後の課題
　　　（この中を三段で構成して書く）
　　2. 5章で解決した問題と今後の課題
　　　（この中を三段で構成して書く）
　　3. 8章で解決した問題と課題
　　　（この中を三段で構成して書く）
　　　あとがき（ここで文字数の調整する）

　また、表紙を付けるかどうか。第一文に、課題を正確に転記すること、第3行目から書き出すことなど、詳しい指示が必要である。このような指導をしなければ、初めから終わりまで全く改行のない1段落のレポート、1文ごとに改行したレポートが出てくることになる。

2) 2章：問題解決（問題解決の過程と態度、書く意義）

　問題解決には、問題・仮説実践・問題の結果・実践の評価という過程がある。しかし、学生は、この過程を無意識に行なっている。2章の目的は、無意識下にあるこの過程を意識上に引き出すことにある。また、問題解決に当たって、自律・他律・逃避・孤立などの傾向のある学生はこれを改善する必要がある。

　2章では、学生の漠然とした思いを文章化することによってより明らかに自覚することを目的にしたレポートを求めている。ここに文章を書く意義がある。第一義的には知り得た情報を自分にも他者にもわかりやすく伝える。第二に新しい気付き、新発見の喜びを体験することである。

3) 3章：読点の使い方

　読点は、平仮名で書く子どもの文章に多く、漢字とカタカナで書く大

人の文章には少なく使われる。また、小説では多く、論文では少なく使われる。誰が何を書くかで、読点の打ち方は変わる。

　読点の用途と機能は複雑であるから、使い方の規則を作ることは不可能である。したがって、書き手の判断で読み手への責任において自由に使われる。

　学校教育では、読点の使い方を小学校低学年で指導されるが、その後の指導は適切に指導されてはいない。したがって、読点の使い方について正しく指導する必要がある。少し前に、1文は40字以内で書くと述べた。同時に「～～ので、……だ」のように、1文に読点は1個ほどが望ましい。

4）他者の立場で書く

　レポート・論文を客観的に書くことは、文章技術の基本である。しかし、多くの学生たちはこの技術が身についていない。レポート課題は、「他者からの自己考察（母から見た自分など）」である。「あなたは～～という傾向があるよね」と言われたなどから書き始めて、もう一人の自分との対話になるように書き上げる。すると、自己中心的な言動をしている自分を認識する。第三者的視点を文章に反映できるような練習が必要である。

2 レポートの実践（5～7章）

　レポートの基礎的な知識と技術の練習が終わったら、実践編のレポート課題に取り組む。5章が看護観、6章が途中評価、7章が専門用語と業界用語のレポートである。

1）5章：看護観の書き方

　「レポート・論文の書き方」というテキストは数多く発行されているが、その中に「看護観の書き方」の説明文を筆者は見たことがない。看

護観の書き方を説明したテキストはないから、学生は看護観をどのように書いたらいいかわからないのである。

　看護観は、患者にどんな看護を提供するかということを書いたものである。題は、「私の看護観（傾聴する看護）」のように本題と副題を付ける。すると読み手は題を見ただけで何が書かれているかわかる。さらに第一文は、たとえば「私の看護観は患者の訴えに傾聴する看護である」と書き出す。これに説明を加えてから、根拠として自分自身の体験を書き綴る。この体験が看護観を書く人の独創的な看護観の根拠となる。指定文字数まで複数の体験を書く。結びには先駆者の言葉を引用して、持論の補強とする。そして、最後に「看護師の役割は、患者の訴えを傾聴して心に寄り添うことである」と、看護師の役割について述べて結ぶ。

　看護観を書く時の要点は、「題を付ける。第一文に結論を書く。自分の体験を根拠に書く。先駆者の論を引用して、持論を補強する。そして看護師の役割を書いて結ぶ」である。このように書くと読み手に説得力のある看護観を書き上げることができる。

2）6章：ケーススタディの書き方

　ケーススタディ（事例研究）は、看護を受ける人の生活上の問題を解決するためにどんな援助が有効かを研究するものである。すると本題は

---

conference room 6　「言葉遣いが悪い・敬語が使えない」の改善方法

　高校で部活をした学生は先輩後輩関係で敬語が使えている。しかし、いわゆる「帰宅部」者で、ゲームばかりして人との関係を作れていない人は、敬語が使えていないし意味もわかっていないことが多い。

　クラスメイトとの私的な場面では敬語はなくても、発表という公的な場面ではクラスメイトにも敬語を使う。敬語の使用については場面によって複雑に使い分けることを教わる必要がある。教授者は、忍耐強く、愛情を持って、厳しく、言葉遣いをその場その場で、諦めず、丁寧に指導する必要がある。

☞ p.51, p.76

6章 レポートの文章指導

「〜〜のある……患者の看護」、副題は「〜〜の援助を行なって」という付け方が研究全体を表すものとしてわかりよいものになる。本題は解決したい患者の問題点、副題は看護師の行なった援助について書く。「はじめに」には全体の要約として、研究目的、患者の問題、行なった援助、患者の結果、援助の有効性を述べる。そして、本論を展開する。

レポート課題は「途中評価」「受け持ち患者に提供した援助の要約」「卒業時に書く事例研究に対する思い」の三つある。1章のレポート課題は「文章を書く思い」である。1回目にこの講義を受ける目標を設定した。6回まで進んだので、目標の到達度を途中評価する。そして、目標の妥当性と実践のあり方について必要があれば修正改善する。こうして実践の成果が可能な限り良いものになるように工夫する。つまり、このテキストは、学生が自分の問題を解決ないし改善することを目的にした事例研究を行なうように設計してある。

3) 7章：専門用語と業界用語を使い分ける

看護専門学校では医学・看護学の正しい専門用語を学習する。しかし、医療の現場では業界用語が使われている。学生は実習に出ると、業界用語に感化されて、正しい専門用語を使わなくなる。たとえば「体交、体位交換、熱発、尿交、指示が入(はい)らない患者、その他」が挙げられる。また、学生は略語にも感化される。たとえば、BTは、体温の意味だと認識して何の補足説明もなく使用する。しかし、BTには、body temperature のほか、bed time（就寝時刻）、bleeding time（出血時間）、blood type（血液型）、balance test（平衡検査）、bowel tones（腸雑音）、その他がある。BTを何の補足説明もなく使用したら、この論文は「なぞなぞ」のようなものである。

学生らは、業界用語や略語を使うことで専門家になったように感じているようである。学生はこれらを論文に使って書く。ところが、論文は、結婚披露宴に大勢の人を招待するようなものであるから、正式な専

門用語を使って書く必要がある。業界用語を使った論文は、ＴシャツとＧパン姿で参加している人がいる披露宴会場のようなものである。

　看護界で広く使用されている「対象」も誤用である。患者を含む看護の対象者を指して「対象」と使用しているのだが、対象はすべての存在を意味する。対象にはペットのイヌも含まれているから、看護の対象者だけに限定することはできない。複数の学生のレポートに「対象が涙を流した」「対象と会話した」という表現があった。筆者は「対象」ではなく「看護を受ける人」を勧めている。

❸ 洗練された文章・ブラッシュアップ（8～10章）

　8章は人を物扱いしない日本語、9章は敬意を表す敬語について解説した。10章は美しい文章について解説してある。

1）8章：日本語の論理

　日本語は世界中の言語と比較して、特別な表現がある。それは存在を表す、「いる」と「ある」の動詞の使い分けである。生きて動くものは「いる」というが、無生物は「ある」と使い分ける。言語学者の研究によれば、世界中の言語で日本語だけの特徴である[30]。日本語では、その他の動詞や指示語でも使い分ける。人は乗せるが、荷物は積む。「拾う」の対義語は「捨てる」である。デイサービス施設で、朝に車で拾ってきたお年寄りは、夕方には自宅に捨ててくることになる。人に対して、これ、それ、あれという呼び方は人の物扱いである。

　英語にも人の物扱いはある。英語では物も生き物もisである。韓国朝鮮語ではどちらもイッスルと言う。アメリカでは『it（それ）と呼ばれた子』[31]がベストセラーになっている。哲学者インマヌエル・カントは「人間は物件ではない。したがってまた単に手段として利用され得るような何か或るものではなくて、彼のいっさいの行為において、いついかなる場合にも目的自体とみなさければならない」[32]「最高目的といえ

ば、それは道徳性の目的である」[33]と書いている。本章では人の物扱いを避け、人を尊重した表現ができるように練習する。

2) 9章：敬語の論理

　日本語の敬語にはいくつかの特徴がある。私的な場ではクラスメイトには程度の低い敬語を使う。しかし、司会や発表など公的な場ではクラスメイトでも敬語を使う。親密度が増すと敬語の程度は下がる。目上の者に対する目下の者という区別や差別的な面もある。度を過ぎた敬語は敬意の反対を表す。しかし、基本的には、話の相手や話題に出てくる人に対する敬意、つまり尊敬の意思を表すために使われる。

　ところが、学生の中にはうまく使えない学生がいる。また、敬語の意味を正しく理解できていない学生もいる。敬語を使う理由について、「自分よりも優れていて尊敬できる人に対して敬語を使う」というレポートがあった。では、植物状態の人、精神の病で暴力を振るう人、便を玩ぶ認知症の重い人、違法薬物を買うために家族を騙し続ける薬物依存症者、ギャンブル依存症者などを尊敬できるだろうか。おそらく、私的な立場では、個人的には尊敬できないだろう。

　しかし、援助者は公的な立場の者であるから、相手の人が尊敬できるかできないかに関わらず、敬意を表して敬語を使う。9章では敬意という敬語の本質について理解し、敬意を表した文章表現ができるようにレポートを書く練習をする。

3) 10章：美しい文章

　看護学や教育学は実践科学である。実践科学はいかなる行為を行なうかを研究する学問である。だから、看護ではいかなる行為をするかを研究する。看護の事例研究では、看護を受ける人が抱えている生活上の問題を解決するために、援助者がどのような行為を行なうのが有効かを研究する。

10章のレポート課題は「美しい文章についての考察」である。多くの学生は「字がきれいで筋の整った文章」や「読みやすくわかりやすい文章」と書く。だがこれは、文章の美についての理解が外面的である。確かに、文章には外面的な美しさも必要である。しかし、振り込め詐欺や暴力事件をわかりやすく正確に書いたとしても、美しい文章とは言えないだろう。

　論文でも、美しい文章という視点で評価することができる。美しさには、外見的な美と内面的な美に分けて考えることができる。論文として完成するために、内面的に美しい行為を加える必要がある。詩人シラー Friedrich von Schiller（1759-1805）の譬え話[34]から美しい行為を理解する。そして、感覚的過ぎず、打算的過ぎず、道徳的過ぎず、高慢でもなく、直接的で見返りを求めず、他者実現を目指した行為を実践して、それを文章に書き表す。こうして論文を完成させる。

4 レポートの仕上げ（11～13章）

　11章は推敲の仕方、12章は漢字の論理、13章は現代仮名遣いと送り仮名の論理を説明してある。

1）11章：推敲の仕方

　推は「おす」、敲は「たたく」という意味である。敲は常用漢字ではないから、高校を卒業しても学習していない漢字である。唐の詩人賈島（かとう）が「僧推月下門」という句を作ったが、韓愈（かんゆ）に相談して推を敲に変えたという故事から推敲という言葉が生まれた。字句を練るという意味で使われる。字は漢字一字であるが、句は全体構成や話の筋道も含まれる。

　11章のレポート課題は「これまでにしてきた推敲の考察」である。学生のレポートを添削すると、「推敲の意味を知らなかった。推敲をしたことがなかった。自分の文章が嫌いだったから、読み返したことがな

> 姉と晩ご飯を食べた

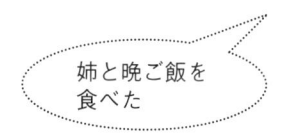

かった」と書いていることが多い。学生には、「文章の書き方を丁寧に教える。練習する時間を設ける。そして添削指導する」必要がある。

　学生の論文の中に「散歩とお茶を飲んだ」「お茶とケーキを食べた」「筆者は肺癌を発症した患者を受け持った」という文が推敲されずに印刷されていないか、教授者は推敲する必要がある（正：「筆者は、肺癌を発症し…」）。ある学生がレポートに「友人が"昨日姉と晩ご飯を食べた"と言った1文に違和感を覚えた。友人の姉が彼の胃袋の中に収まっている可能性がある」と書いた。これは「姉と二人で晩〜」と推敲できるようになると、文章力が一段上がる。

2）12章：漢字の論理

　戦後、漢字を廃止しようという動きがあった。しかし1946年に政府は当面使用する漢字「当用漢字1,850字」を告示した。これは1981年に廃止された。同時に「常用漢字1,945字」を告示した。また2010年に5字削除、196字を追加した常用漢字2,136字を告示した[35]。これが一般社会で使用する漢字の基準となっている。また看護学と医学では、常用漢字以外に専門漢字が500字ほど使用されている。

　誤字はよほどの専門家でなければ、ほぼ誰にでもあるものと言えるだろう。しかし、できるだけ誤字は少ないほうが望ましい。学生が誤った字を書く理由は、漢字の成り立ちの意味を理解していないことが挙げられる。それは辞典・辞書を使わないからである。辞典を使って未知を解明していく学習の面白さを体験していないから、辞書を使わないのである。

　まず手書きのレポートをたくさん書く。1、2回程度では、学生はレ

ポートを読み返すことをしないために、あまり効果は期待できない。それを添削して返却することを何度でもくり返す。同時に電子辞書を使用する習慣をつけると効果が増す。特に、常用漢字以外の看護学の専門漢字は注意する。
　誤字を（　）内に記しておく。p.81 も参照のこと。
母（毋：ブなかれ、毌カンつらぬく）、益々（増々）、成績（成積）、にも拘らず（にも関わらず）、清聴（静聴）、截石位（載石位）、血圧・脈拍などの台（代）、完璧（完璧）、未だに（今だに）、言葉遣い（言葉使い）、〇日間に亘る（渡る）、データ（データー）、能くまなぶ（悪くまなぶとは言わないから「良くまなぶ」は間違い）、ギプス（ギブス：gips はドイツ語で石膏の意味）、
　誤読も（　）内にしるしておく。
疾病しっぺい（しつびょう）、読点とうてん（どくてん）、等とう（など：等は常用漢字表では「とう」という読みしかない。「など」と読むように書く場合は平仮名で書く）

3）13章：現代仮名遣いと送り仮名の論理

　同じ母音を持つ子音を集めてあいうえおの5段に分けた現代仮名遣いが内閣によって告示されたのは1946年のことである。この内閣告示が現代仮名遣いの根拠である。この告示が国語辞典や教科書編纂時の基準とされている。文章指導する場合、教授者はこのことをよく理解しておく必要がある。
　特に、え段とお段の長音表記は注意を要する。内閣告示では、え段では「え」を添えるを基本としている。しかし実際に「え」を添える語は、「ねえ、ねえさん、ええ、へえ、あかんべえ、てめえ、めえ、べえごま」の8語である。せんせい、えいが、せいとなど、ほかの多くの語は、「い」を添える。「い」を添える語が多いのだから、基本は「い」を添える。例外に「え」を添えるにすればわかりやすくなるだろう。とこ

ろが、告示は反対にしている。これが学習者にわかりにくくなっている。

　お段では、基本は「う」を添えるとしている。そして例外の「お」を添える24語を示しているが、実際には32語ある。例外全部を示していないために、学習者は「う」と「お」の判別ができない。告示が示した「お」を添える例外は、狼、仰せ、公、氷、郡、こおろぎ、頬、朴、ほおずき、炎、十、憤る、覆う、凍る、しおおせる、通る、滞る、催す、愛おしい、多い、大きい、遠い、概ね、おおよその24語だけである。その他、雄雄しい、おおらか、鳳、オオバコ、ほおける、おおざと、おお、おおい！　の8語は「お」を添える語である。

> **レポート課題**

　（条件：原稿用紙、手書き、文字数400字）

1. 看護専門学校の一般科目中にレポート・論文の書き方という科目が必要である理由についての考察

7章 レポートの添削と評価

　人間の基本的な能力は、頭・胸・手に象徴される、知性・思いやり・技術であると言われる。添削者には、文章の基本的知識・学生の文章力を向上させようという熱意・レポート添削の技術が必要である。添削のための知識は、筆者著『看護学生のためのレポート・論文の書き方』（金芳堂刊）で得られる。学生の文章力を向上させたいという熱意は、レポート添削のための時間を確保するという点に現れる。添削技術については、本章によって添削知識を得る。そして、レポート添削を実践するならば、この技術を習得することができる。

　筆者の講義は学生参加型である。この講義では毎回、学生はレポートを書く。基本的には90分のうち60分説明、30分レポートだが、レポート内容によって、学生と相談して50分－40分、30分－60分と、柔軟に工夫する。「看護観」のテーマでは60分で原稿用紙2枚分書く。

　さて、添削用のペンの色について述べておく。赤色ペンは学生からの評判が良くない。学生の中には、高校まで教師の赤色ペンで恐怖に近い感情を抱いている人がいる。この状態の学生に、赤色ペンで添削することは同じ感情を連想させることになる。黒では暗い印象を受ける。緑やピンクでは軽すぎる。そこで青色ペンを使用することをお勧めする。筆者はずっと青色ペンを使用してきた。学生には「赤色ペンに比べて受ける印象が穏やかだ」と好評である。

1 添削を始める前に

　学生のレポートを受け取って、添削を始める前に準備しておくことが

ある。この用意を充分にすると、高く評価できるレポートが提出されるようになる。

1）添削の前に評価の客観的な基準を教える

　フィギュアスケートや新体操には採点評価の基準がある。その上で複数の採点者によって評価する。これに対して、レポートの採点は基準が明確ではなく、また一人の教授者によってなされるために、学生のレポート評価を主観的にする傾向がある。レポートの評価は主観的では望ましくない。客観的にすることが望ましい。

　ある病院の教育師長は、看護職員に毎年レポート提出を求めていたが、良く評価できるレポートが少なかった。それはどうしてかわからなかった。筆者を研修会の講師に招いて研修会が行なわれた後、1回目のレポートが返却された時に、師長はその原因がわかった。添削されて返却されたレポートの末尾にはすべてに4点評価を書いた小紙片が貼ってあり、○△×で評価してあった。「自分たちは、評価できるレポートとはどのようなものなのかを職員に教えていなかったからだ」と悟った。

　またレポート課題は、学生が内容をイメージできるような説明でなければならない。評価者は何を求めているかを学生が判別できないような課題や誤解するような課題は避ける。誤解の可能性がある場合には「出題者の意図」として、課題に解説を加える。

2）添削用「小紙片」を作る（「時間短縮」「客観的評価の基準」）

　添削用の「小紙片」は時間短縮が目的だが、評価の基準でもある。筆者著の『看護学生のためのレポート・論文の書き方』（金芳堂刊）を例に説明する。1章のレポート課題は「文章を書くことの過去・現在・未来についてあなたの思いを書きなさい」である。このレポート課題には、「書く思い」「過去・現在・未来」「500字」「常体文」「三分節」の評価の基準が示されている。これは添削者の主観を避けて、一人での添

削でも客観的な評価になるようにしてある（☞巻末付録・資料）。

　①三分節がうまい。
　②常体文で統一している。
　③一つの文を短文で書いている。
　④問題や課題を明らかにし目標を設定している。うまい！
　　　　　　　　〇〇年〇月〇日　髙谷修

　上のような小紙片を学生の人数分作っておく。そして〇△×の３段階で評価する。△と×の場合はその根拠を書き込む。

　客観的評価・基準がある評価・到達度評価が、学習者のレポート執筆意欲を高める。ある学生は「私は文章を書くということが嫌いなのではなかった。教師によって主観的に評価されるのが嫌だったのだ。理科の観察レポートを提出した時に自分では良くできたと自信があった。しかし、良い評価ではなかった。教師はある生徒の作品だけが良くて、後はすべて良くないと一人の生徒の作品を褒めた。みんなもこのように書きましょうと言った。人はそれぞれ個性というものがある。同じものを観察しても、違いが出てくる。一人だけが優れているという評価に疑問を感じていたのだ。このような相対評価が嫌いだったのだ」と書いた。評価は絶対評価（到達度評価）で行なう。ある一定の基準に全員が到達したら、全員を良いと評価する。

3）相互成就・他者実現・相互作用による教育を実践

　あらゆる教育的人間関係の根柢には、教える者は教えることによって、教えられる者から教えられるという関係がある。添削者は、レポート執筆者から教えられるという視点で添削する。すなわち、レポート添削は、添削者の学習時間であると自覚して行なう。

　レポートを読み進めると「おやっ」と違和感のある漢字や用語に出会うことがある。誤字や略語、外国語である。すぐに辞書を開いて確認する。これを続けると、添削者の漢字力や語彙力が向上する。

7章 レポートの添削と評価

　常用漢字は2,136字（2010年11月に196字追加された）、医学・看護学の専門漢字は520字ほどある。添削には国語辞典・漢和字典・英和辞典・和英辞典（電子辞書）と看護用語辞典、医学・看護学略語辞典、ドイツ語辞典（医学用語にはドイツ語もある）も必要である。
　添削しながら、添削者の既有知識の曖昧な理解を辞典で調べることによってより理解を深める。時には己の誤知識や誤字に向き合うことがある。これは、教えることによって教えられるという体験である。このように添削では、教える立場の者が多くの益を受ける。

4) 添削のための時間を確保する
　添削には時間がかかる。しかし、時間をかけると学習者の文章を書く能力向上に効果がある。1クラス40人の場合は、1枚5分×40人＝200分（3時間20分）ほどかかる。1週に1回の講義の場合、この時間を次週までに振り分ければ、1日の時間は30分ほどで済む。5回目以降は、受講者の文章力が向上するので時間が短縮する。このように考えると、講義ごとの添削を続ける文章トレーニングは多忙な立場にある人でも実践は可能である。こうして、熱意と教育愛によって取り掛かる。
　4項目評価を書いた「小紙片」を人数分用意する。これを糊付けして○△×にする。もっとも簡略した一言メッセージは「よし！」である。これでも、受講者には、添削者が評価したという意図が伝わる。添削評価には多くの時間が必要である。しかしこれは効果が期待される指導方法である。文章力は練習（トレーニング）によって向上するから、有資格者であれば誰にでも可能な指導方法である。

2 肯定的に評価する

　評価は肯定的に行なう。人間は心（知性・情緒・意志の総合した全人格）によって文章を書く。この心を育てる秘訣は肯定的評価である。

1）五つ教えて三つ褒める肯定的評価

　指導評価で「これが悪い。それはだめだ」といわゆる「ダメだし」は要注意である。学生のレポートに「小学生の作文だと侮辱された」「文章力がないと評価された」「自分は文章が書けなくてトラウマになっている」「書けないという劣等感がある」と書く人がいる。否定的な評価は効果がないばかりでなく、学習者の心が萎縮する要因になる。

　知識があって技術が優れていてなんでもできる人は、「こんなこともできないのか」と、初心者が同じようにできないことをとがめる傾向がある。否定的評価では、書けないという劣等感が延長していく。克服するという視点も欠けている。

　子どもは褒めて育てる。同じように学生の文章力も褒めて育てる。文章を書くことについての劣等感を克服しトラウマを癒すのは、肯定的評価である。「よし、うまい！」と書いたあと、「文章力がないと言われた言葉を取り消してもらいましょう」と添える。「五つ教えて三つ褒め、二つ叱って善き人にせよ」という言葉がある。まず良いレポートはどんなものかを教える。学生がレポートを書いたら、まず60％は褒める。その後で40％についてどのように書いたら改善するかを教える。こうすると、学習者は劣等感を克服し、トラウマが癒されていく。

---

conference room 7-1 「人格形成が未熟」を改善する方法

　人は成人するまでに3回の反抗期を通るといわれる。3歳の自我の目覚め、9歳の自我の成長、そして18歳の、私は誰、どこから来て、どこにいくのという自己実存を通り越して自我が確立する。

　高卒の学生はまだ反抗期が終わっていない。自分が誰かも確立していない。だから、反抗期を振り返り、自分が何者なのかを探る授業が必要である。筆者の『看護学生のための教育学』の人間の発達「反抗期は自我の目覚め」が参考になる。親元を離れ自活を始めた学生は、やっと親のありがたさが理解できるようになる。　　　　　　　　　　☞ p.64, p.80

7章　レポートの添削と評価

2）学生が書いた原文を生かす。文章の原意を汲み取る

　添削で気を付けるべき重要な点は、学生が書いた文章の原意を汲み取り、原文を生かすことである。添削者が学生のレポートを添削する時に、なるべく「添削者の言葉に書き換えない」が重要である。

　「これはおかしい。こうすべき」と添削者の言葉に訂正を求めると、学生は訂正する。しかし、そのレポート内容はその学生の考えではなくなってしまう。「先生に何度も指導を受けて訂正して書き直しているうちに、あの実習記録は自分の文章ではなく、先生の文章になってしまった」と、学生のレポートに書いてあった。

　ただし、読んだ人に対する読後の印象を良くするために、否定的表現は肯定的表現に変える。例：「文章を書くことはこれからも好きになれない」→「……好きになれなくても、良い文章を書けるようになろうと考える」。「……は良くない」→「……は避ける」。

3）抽象的な感想文的評価はしない。具体的に説明した評価をする

　レポートの一言コメントに「大体まとまっている」とか「説明が荒い」などと抽象的な評価をする添削者がいる。これでは、レポート提出者はどこがどのように良かったのか、どこを修正したらいいのかがわからない。次回のレポート執筆の参考にならず、教育効果がない。

　「説明が荒い」には「○○の部分に具体例を加えます。するともっと良くなります」、「大体まとまっている」には、「要約には、このほかに、△△と□□を加えます」と書けば、次回のレポートの参考になる。

　一言コメントは具体的に、何をどうすればいいのかを書き込む。このように具体的な添削指導を受けた学生は「レポートの書き方」という授業の次の課題で、改善された文章で書いたレポートを提出するようになる。こうすれば学習効果が現れてくる。こうした学習は他の科目のレポートにも「転移」が起こる。転移の多い授業は高く評価される。

3 レポート添削の実際（説明・練習・添削）

「レポートの書き方」の指導は、「書き方の説明」と「学生のレポートを書く練習」、そして「添削指導」で構成される。この三点を実践すると良い成果を得ることができる。

1）添削を始める前に、まず全員のレポートを速読する

レポート添削に入る前に、まず全部のレポートを速読する。そして100点がつけられる良いレポートを選ぶ。看護学は実践科学の一つであるから、学生自身の実体験を根拠として理論を展開したレポートは高く評価できる。まず相対評価の視点を確保する。以下、これと比較しながら添削を開始する。

筆者は、看護観のレポートでは学生自身の体験を根拠に書くように指導している。ところが、看護観の説明に理屈や理論だけを展開して書く学生がまれにいることがある。彼らの対人関係は理屈だけで成り立っている。これでは、良好な対人関係は築けない。人は体験の世界で生きている。そして体験をもとにして、共感・共有の対人関係を作っている。だから、看護師は体験の世界の文章を書く能力が必要である。体験をもとにして書いた看護観は高く評価できる。

2）段落構成の添削
（1）形式的な構成の添削

およそ30分で書き上げる原稿用紙1枚400字のレポートは、2段落ないし3段落で構成する。ただし「看護観」のレポートの場合、筆者は学生に1時間を提供し、2枚を求める。この場合の段落は200字毎を目安に作るように指導している。また原稿用紙5枚の場合の段落構成は61頁にあるように教える。このように指導すると、学生は、原稿用紙1枚、2枚、5枚以上となっても規定文字数に合わせて、全体構成の良い

7章　レポートの添削と評価

レポートが書けるようになる。

　まれに「全く改行しない」学生がいる。改行しないで書いた文章に改行することを示す記号を書き込む場合は、＿＿｢　という記号を書き込む。また「1文ごとに改行する」学生がいる。この場合は矢印を引いていって、「ツメル」と書き込む。

　これは公教育で段落指導がなかったため、全く練習していないことが原因である。新知識と新技術が定着するまでは時間がかかる。一旦は書けるようになっても、数週間または数か月すると、新知識が失われてしまうことがある。復習が必要なのである。

(2) 内容に関する構成の添削

　『看護学生のためのレポート・論文の書き方』（金芳堂刊）1章の課題では、「文章を書く思いの過去・現在・未来」がテーマである。この場合、大前提（過去）と中前提（現在）から結論（未来における目標）が導かれる。「三分節」には3段論法の考え方が用いられる。たとえば「過去には書けなかった。現在でも苦労している。将来は書けるようになる必要がある」と書く。

　ところが、「過去は、好きだった。現在、書く練習をしている。将来、苦手意識を克服したい」のように、全体につながりがないレポートを書く学生がまれにいる。「苦手意識を克服する」という結論は、過去か現在に原因があったという前提から導き出されるものである。全体が統一された文章になるように丁寧に指導して再提出を求める。

　また学生の中には「レポートを書くことに骨を折っている」と文学的な表現をする人が少なからずいる。これは「骨を折ったのでは医療事故と誤解されかねません。『……苦労している』と書きます」と、事実を事実通りに表現するように添削して返却する。話はちょっと飛ぶが、精神科や認知症病棟での「……を盗んだ」という記録は、価値判断に偏った記録だから不適切である。第三者的な視点による記述は「AさんはBさんの承諾なしに持ち出した」である。

3）原稿用紙の使い方の添削

　文章トレーニングには原稿用紙が最適である。これは1文の文字数がわかる。全体構成を一目で見渡せる。点線の枠があるので、縦線と横線に合わせて文字を書く練習になる。改行する約束事も指導できる。用紙には、白紙、レポート用紙があるが、これらの指導ができない。

①書き出しは1字空ける
②改行したら次の行の書き出しを1字空ける
③段落の中では、1字空けはしない
④段落の中なのに、右側のマス目を空白にする学生がまれにいる

　これは←を書いてこの上にツメルと書き込む。「改行して段落を作る以外にマス目を空白にしない」とメッセージを書き込む。

⑤句点、読点は文頭に打たない

　横書きの場合は、これは、前の行(ぎょう)の末尾（右側）、枠の外に書く。

　［、。）」』のみここに書きます］とメッセージを書き込む。およそ1割の学生は行頭に書くのでこれを丁寧に教える必要がある。

⑥文が2枚目に続く場合は、マス目を空けないで書く

　まれに、文が2枚目に続いているのに2枚目の書き出しを1マス空けて書く学生がいるので、これも「ツメル」と指導する必要がある。

⑦行の末尾に開きカッコを使わない

　これは1マスにカッコと文字を入れる。「こ と書き込む。

---

conference room 7-2　誤字を改善する方法

　「辞典を使わない。手書きをしない」が誤字の原因である。たまに出されたレポート課題では辞典の使い方もわからないまま誤魔化してしまうことになる。

　筆者の講義では毎回レポートを書くから、学生は電子辞書を使って漢字を確かめながら手書きする。教室でしかも30分と限られた空間と時間の緊張感ある場所では集中力が増す。これが1講座15回続く。講義の15回目なると、すべてのレポートで誤字がほとんどなくなる。　☞ p.76, p.89

⑧撥音（っゃぁ）や片仮名の長音記号は文頭に書いてもよい

　ただし、「文頭に書かない」とする施設がある。この場合は、前の行の末尾に だっ と、書き込む。

4）誤字・略字・略語・用語の添削

　正しく書いたつもりでも、誤字だったという体験は少なからずあるものである。特に手書きした時に発生する。書いた本人には誤字という認識や自覚がないのが特徴である。筆者は7冊100万字を書いてきたが、未だに誤字がある。特に名字や人名は間違いやすい。一般的な漢字と看護専門漢字の誤字、名字の誤字について述べる。

（1）間違いやすい一般的な漢字。（　）内が誤字。（p.70も参照のこと。）

　「今だに」は間違いやすい漢字である。以下の漢字はよくよく気を付ける必要がある。板書に誤字が続くのを避ける。

　歳（才）。齢（令）。未だに（今だに）。益々（増々）。亘る（渡る）。徐々（除々）。講義（講議）。意外（以外）。完璧（完壁）。簡潔（完結）。救急（急救：救命救急と教える）。違和感（異和感）。看護観（看護感）。機会（期会）。血圧・脈拍・呼吸など数の台（代）。気遣い（使い）。始める（初める）。展（展）。秘訣（秘決）。専門（せんもん家には手（点）も口も出すな）。報告（報）。内服（服）。よく学びよく遊べ・能く学び能く遊べ（良く学び良く遊べ）。進捗（進捗）。

（2）間違いやすい送り仮名の間違い

　話を（話しを。名詞形は「し」をつけない。動詞形は「し」をつける）。恥ずかしい（恥しい）。働く（働らく）。名残（名残り）。

（3）間違いやすい看護学専門漢字。（　）内が誤字

　体位変換（体位交換）。発熱（熱発）。坐位（座位）。坐薬（座薬）。坐骨（座骨）。起坐（起座）。端坐（端座）。漿膜（漿）。分泌腺（線）。看取る（見）。対象（人を対象呼びするのは物扱い。「看護を受ける人」、患者、褥婦などのように、ひとである表現をする）。臀部（殿部）。ア

メリカの整形外科医 Willis Dew. Gatch が考案したギャッチベッド（ギャッジベット）。

截石位（載石位。截は雀と戈で切の意味。ある出版社が 2010 年版で看護学辞典の掲載を訂正した。砕石位・切石位は使用可）。

（4）名字と名前の間違い

日本の学校の漢字教育には欠点がある。小学校では「習ってない漢字は書いてはいけない」と指導している。教師に、ある学生は名前の「智」は「教育漢字ではないから覚えなくて良い」と言われていた。高校卒業までに習う常用漢字でもない。人名漢字である。このままで社会人になったらこの学生は自分の名前の漢字を使えないことになる。

名字には「親字」から派生した「異体字」が使われている。高→髙。看護学校に来た学生は、患者の名字や名前を正確に書くという能力を身に付けていない。だから患者の名字を正しく書くことができない。また勝手な思い込みで異体字を常用漢字に変えてしまう人がいる。「習っていない漢字は書いてはいけないという教育の結果」である。

だから、看護学校では「患者の名字を一点一画に注意して正確に書く」ように指導する必要がある。髙には「はしごだか」、﨑には「たつざき」という言い回しがある。看護師の業務の一つに「患者の名字や名前を正確に書く」がある。添削者は学生の名字を一点一画、正確に判別する注意力を養う必要がある。学生の中には自分の名字を間違っている人がいることがある。次の名字の「片」は「片」、「今」は「今」、「原」は「原」と転記しがちである。

今津（今）。廣瀬（広）。德田（德）。齋賀（斎）。片岡（片）。渡部（邊・邉）。濱口（濱）。嶋田（嶌・嶋・鴗）。安田（安）。圡井（土）。川原（原）。葛城（葛）。吉岡（吉）。髙田（高）。山﨑（崎）。橋村（橋村）。籔田（薮）。美沙（紗）。

難読名字は本人に尋ねて確認して振り仮名をつける。枦山（はぜやま）。櫨山（はぜやま）。椚田（くにぎた）。鑪（たたら）。

5）文の構造の添削

1文の文字数は40字以内で、読点1個を基準にする。この中の接続詞は一つで、2文節をつなぐ文にする。学生の中には、40字以上の長文を書く人がいる。短めにするように指導しても昔の癖が出てくることがある。急いで提出する場合に「1文を長く書いてはわかりにくいのだ」ということを忘れてしまうためである。

1文が長いことを視覚的に明らかにするために、青ペンで大きく囲み線を入れる。1文が100字以上になっているので、2カ所で切って句点を入れ、三つの文に分割する。この長文は1文に接続詞を一つにして2文節で1文に分割する。すると、わかりやすくなる。

「〜とは、……となった。」と、主語に述語が対応していない文章を書く学生がいる。これは、学生自身が意識していないことが原因となっている。「主語」→「述語」につながると点線を引いて「〜とは、……である」と書き込む。根気強く丁寧な添削指導が必要である。

6）文の癖の添削

偏った嗜好や習慣を癖という。文章にも人によって、第三者が読むと違和感を覚える「同じ言葉のくり返し」という癖がある。癖は本人が気付いていないことと直しにくいのが特徴である。日本語には同じ言葉をくり返さないという「文章の美意識」があるので別の表現に変える。

例；……ために〜〜ために、……のである。……のである。……からである。……からである。……くれた。……くれた。……してもらった。……してもらった。

4 レポートの評価

1）未提出レポートの評価

学生が講義時に執筆するレポートの提出は、①任意提出、②義務提出、③信頼提出の3方法がある。しかし、①や③にすると約半数の学生

は提出しない。だから「未提出レポートは評価点から減点する」と予告して全提出を求める。1回あたりの減点は全提出を100点として、講義回数で割る。15回であれば1回あたり6点を評価点（試験）から減点する。遅刻、公休などすべての欠席分についても提出を求める。提出状況は講師がチェックして確認する。本来、学生の自律的な学習の自己管理が理想であるが、残念ながらこの指導方法は有効ではない。

　講義の時間に書いて提出するレポートは、内容についての点数評価はしない。ただし、内容が課題に沿っていない場合は再提出を求める。提出しない場合は、未提出扱いして減点することを伝える。

2）「小紙片」による評価

『看護学生のためのレポート・論文の書き方』（金芳堂刊）は13章で構成してある。この各章末に「練習課題」がある。レポートを添削するための参考として「小紙片」を本書の末に添付してある。講義毎に添削年月日を書き加えて作り替える。これはレポートの末尾に貼付する。

3）「受講前後の書くことについての意識調査票」による評価

　2004年の厚生労働省の個人情報に関するガイドライン、2005年の個人情報保護法の完全施行から、個人情報の適切な管理を求められている。学生の意識調査においても、施設の倫理委員会、調査学生からの承諾が必要である。さらに研究利用や公表においても承諾が必要である。

　筆者が作成した調査票は巻末に添付してある（☞付録・資料）。「看護学生の文章苦手意識に関する調査研究」は、まだ端緒に就いたばかりである。看護学生の文章力を向上し、看護師としての資質と看護実践能力を高めたいと願っている。

4）学習評価（自己評価）

　筆者の評価の方法には「レポートの自己評価と他者評価」「5,000字の

7章　レポートの添削と評価

論文」がある。評価レポート課題は「この講義を受けて、どんな問題が改善あるいは解決したか。今後の課題は何か」である。提出日は4週間後としている。「評価レポート」の末尾に学生が自己評価点数を付ける。講師はこの点数から他者評価として、誤字・句読点処理不適切・文字数不足・文体不統一・論点外れを各1点減点する。未提出レポートの最終提出締め切りは、評価レポートの提出日とする。文字数は原稿用紙5枚分である。ただし最終頁は半分を超えていることを条件にしている。手書きかプリンター印字かは選択制にしている。

　高すぎる自己評価点を抑制する目的でレポートに「質保証」を求めている。高い評価点をつけたレポートは他者に読まれる価値がある。80－90点の自己評価点をつけた学生はクラスメイト2人のサイン（署名）をレポート末尾に添付する。サインした学生は、レポートを読んで「良かった所」をコメントする。もし「改善する所」があれば指摘しておく。内容を読まずにサインすることを防ぐ目的で、大きく減点される内容にも拘わらず指摘していない場合はサインした学生に「質保証」の減点（1点ほど）を求めることがあると予告しておく。一方、人に読まれたくない学生もまたいる。この場合は、79点以下の評価とする。この場合は質保証のサインを求めていない。

　5,000字の論文は、たとえば「文章苦手意識克服と文章力を向上する方法の研究——学生参加型の論理学の講義に参加して——」のような題を設定して書く。ただし、この論文は原稿用紙12枚で読むのに時間がかかるので、クラスメイトのサインはなくてよいことにしている。

　初年次の学生の中には、原稿用紙でたった1枚でも書けないという人がいる。しかし、講義毎に1枚ずつ書いてきたレポートは、最終回には15枚（6,000字）になる。これを事例研究の書き方（はじめに・問題・実践・結果・結論）でまとめれば論文になる。筆者は2011年度から、この論文を学習者に求めている。施設によって差はあるが、3～30%が論文を提出している。筆者が採点で減点した場合は、良かった点を加点

して学習者の自己評価を尊重している。学生は下の1つを選んで提出する。

　①自己評価79点以下のレポートは、クラスメイトのサイン不要
　②自己評価80－90点のレポートは、クラスメイト2人のサイン添付
　③自己評価91－100点の論文は、サイン不要

　このように丁寧に文章指導しても、意識調査をするとおよそ10％の学生は「これからも書けない」「今更どうでもいい」と諦めている。この授業には限界がある（本書p.46参照）。それでも、諦めず、向上心と希望を持って文章指導に当たるという強さが求められている。

レポート課題

　（条件：原稿用紙、手書き、文字数400字）

　1. 私がしてきた添削についての考察

8章 文章作法の型

　文章には型（かた）がある。「格」は型という意味である。江戸時代前期に、「格に入って格を出でざる時は狭く、又格に入らざる時は、邪路に走る。格に入り、格を出でて、初めて自在を得べし。詩歌文章を味わひ、心を向上の一路に遊び、作を四海にめぐらすべし。」[36]といった文章の型についての指南書があった。

　文章の型に入らない段階は「邪」、型に入って出ない段階を「守」、型に入って出る段階を「破」、型から出て自由になった段階を「離」という。日本の茶道・武道・華道・その他、芸や道には型（かた）がある。ここでは、型は英語のモデル（型式（かたしき）、模型、雛型、模範、手本）と同じ意味としておく。

　この時代に、俳人松尾芭蕉（1644-1694）がいた。彼は俳諧に高い文芸性を付与したと言われる。「俳」は「面白い。さまよう」、「諧」は「和らぐ。冗談」の意味である。俳句は、五七五調という整った型に季語が入った文芸作品である。

1 文章作法の型（邪・守・破・離）

　本章の見出しの「文章作法」は辞典には載っていない。しかし、「文章作法」という本がある。文章作法は、手紙の書き方、結婚式でのスピーチ、招待状、訃報、その他の様々な文章の決まりやしきたりという意味で使用されている。本章では、文章作法という用語に、レポートや論文の文章の決まりやしきたりの意味も含まれるものとして使用する。

1）邪道の文章

　受講者になんの指導もせずに原稿用紙1枚の文章を求めると、型からはみ出た邪道の文章作法で書いたレポートが提出される。

（1）邪道の文章は教授者の責任

　まず、1文が30字ほどで、1文毎にすべての文が改行してある文章のレポートが提出される。これは意味のまとまり毎に段落を構成するという「型」から外れている。1文毎の改行という書き方は小学校の低学年で指導される。その後に複数の文で1段落を構成する書き方が指導されるのだが、この学習者はなぜか新しい型を習得できなかった。

　また、書き始めから終わりまで改行がなく、全体が一段落で構成された文章で書かれたレポートも提出される。段落構成という文章の型からすると、邪道の文章である。この学習者も段落構成という文章構成方法を習得することができていなかった。

　さらに、書き出しを一マス空けずに、句点と読点は文頭のマス目に書いた文章のレポートが提出される。「書き出しは一字空ける。句点と読点は前の行、文末の枠外に書く」というのは、日本語で文章を書く場合に大切な型の一つである。しかし学習者はこれを習得できなかった。

　これらの責任は、学習者にもあるのだが、丁寧な指導をしていなかった教授者の方の責任が大きい。公教育を担っている教授者が邪道の文章を指導している実態がある。筆者がある公立中学の授業参観に行った時、教師は、学習者に一定時間で原稿用紙に何文字書けるかを競わせていた。文字数を数えやすいように、「書き出しは空けない。句点と読点は文頭に書く。段落も作らない」という文章指導をしていた。その作品を教室の後ろに掲示してあった。

（2）起承転結で書いた論文は邪道

　起承転結は漢詩の型であり、文学作品の文章作法である。必ず結論が末尾にある。だが、レポートや論文は文学作品ではない。レポートや論文は事実と論理を述べるものであるから、結論から書き始める文章作法

8章 文章作法の型

が正道である。起承転結の型で書いた論文は、邪道の文章である。

ところが一般に、論文は起承転結で書くものという間違った認識が広がっている。筆者著『看護師に役立つレポート・論文の書き方』(金芳堂刊) の末尾には、筆者の連絡先が記してあるので、ある読者から次のように相談を受けた。「職場に看護論を提出しなければならないのですが、書けなくて困っています。起承転結で書かなければなりません」。

この場合、字義通りの起承転結という意味ではない。「筋道の通った論理的合理的な文章構成で書きなさい」という意味である。まずどんな看護を提供したいかを尋ねてから、筆者は「5章の看護観の書き方を参考にしたらいいですよ。まず、患者に提供する看護 "患児の人格的な成長発達を保証した看護" を題にします。副題を "できたことを褒めて自信をつける援助を試みて" とします。第一文に "私の看護論は患児の人格的な成長発達を保証した看護である" と書き出します。そして、Aちゃん、B君、Cさんと3人くらいのケースを書きます。その後で、文献から引用して持論を補強します。これが "転" にあたります。最後に、"患児の精神的人格的成長を支えるのが看護師の役割である" と結びます」と伝える。電話を切る前に、「これは起承転結ではありませ

---

conference room 8　「学習方法が下手」を改善

　看護師資格を目指していても、学習方法を知らない学生がいる。ケータイ、メール、テレビで時間を潰してしまうので、予習も復習もしない。試験前は一夜漬け学習で知識が定着しにくい。学習の仕方を教える必要がある。

　『看護学生のための自画学習ガイドブック』(筆者著。金芳堂刊) が役に立つ。まず単位習得のための1年間の目標を設定する。学期の目標、1か月の目標を立てる。そして毎週、1週間のスケジュールを作成して、予習と復習を実践していく。このように目標を設定して、実現に向けて一日いちにちずつ実行する。ゲームで時間を潰すことがないよう指導する。

☞ P80、p.103

が、きっと上司は『起承転結で書けています』と評価するでしょう」と添えている。

(3) 盗用（剽窃）は邪道の文章

　盗用（剽窃^{ひょうせつ}）も邪道の文章である。他者の研究成果を、あたかも自分の研究であるかのように盗用するという人が跡を絶たない。筆者が学んでいた大学院でも、修了者の剽窃行為が発覚し学位が剥奪された。これが公表されると厳しい社会的制裁を受けることになる。引用文には引用符をつけ、出典を明記して、他者の文章に敬意を示す。

　コピー・アンド・ペースト（コピペ：複写・貼り付け）も邪道である。大学では、書籍からの引用であることを隠して、学生自身が書いたかのようにして提出されるレポートがあるという。またインターネットのサイトにある論文やレポートを利用してコピペするのだという。

　筆者の講義での学生のレポート課題は、コピペできない課題を設定してある。「レポート・論文の書き方」の授業では、学生の目標は学生自身が抱えている文章苦手意識を克服し、文章力を向上させることである。最終評価レポート・論文は、この目標にどこまで到達したかをレポートや論文として提出される。こうすれば、学生の抱えている問題は改善され文章力は向上する。すると、「下手なので自分の書いた文章が嫌いだった」や「自分の書いた文章を読み返したことがなかった」「提出さえしたらいい。あとは捨てる」という文章に対する嫌悪感は消失し、自分で書いた文章に対する自尊心が涵養^{かんよう}される。このように、学生の文章を書く能力を高めた時に、学生は他者の文章に対して敬意が湧いてくる。学生が文章を書く能力を高めたならば、邪道の文章（コピペ）を書くことはなくなるであろう。

(4) 研究のための研究は邪道の文章

　「研究のための研究」という言葉も聞かれる。これでは自己中心的である。このような研究では学位取得の時点で価値がなくなる。これも邪道の文章である。社会に貢献できるようなテーマの研究を綴った文章が

正道の文章である。

(5) 業界用語は邪道の文章

　いわゆる「業界用語」を使った研究論文の文章は邪道である。正道は専門用語である。本書6章に書いた「体交、体位交換、熱発、尿交、指示が入らない患者」のほかに、人を指す「対象」、「対象が涙を流した」という表現は邪道である。常識的には「人」、「A氏が涙を流した」と書く。「対象」はペットのイヌも含むから、安易に使用してはならない。看護の対象者は、患者、傷病人、産婦、妊婦、褥婦、患児、障害者、健康な人などである。これらの人は「対象」ではなく、「看護を受ける人」である。

　英語圏では差別表現が言い換えられている[37]。disabled（障害）は差別表現である。国際連合の「障害者の権利宣言」は disabled persons（障害者）と、person（人）を付け加えてある。また people with disability（障害のある人）のように、people を先頭に置く表現が一般的にされている。これは人を尊重しようという配慮である。

　日本語では、人を指して「対象」という表現は物扱いである。もし仮にこのような使用が正しいとされるならば、「患者様のお呼び出しを申し上げます」ではなく、「対象様のお呼び出しを申し上げます」という院内放送がありそうなものである。しかし、このような放送は聞いたことがない。

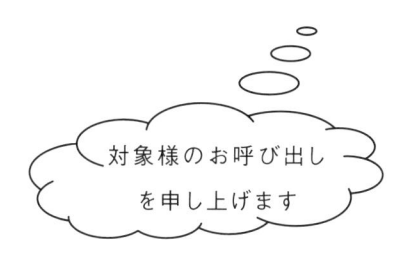

桜美林大学教授ヒックス・ジョーゼフは、研究対象について人間を単なる材料（物）扱いすることについて、次のように警告している[38]。

　　Researchers should be aware of how they think about their "subject". In the English language the word "subject" nowadays has more negative connotations than the word hikenja does in Japanese. In English the word "subject" is sometimes associated with objectification of the human being, thus reducing the status of the research participant to a "thing" for studying.

　　研究者は研究対象について、どのように認識しているかを知るべきである。今日では、英語の言語における subject〈対象〉は、日本語における被験者という言葉よりも、より否定的含意を持っている。英語における subject は、時折、人間を単なる物とみなすように想起させる。このように、研究協力者の地位を研究のための thing〈物・事〉に低めてしまう（筆者訳）。

2）型を守る「守」の文章
(1) 型に入る
　能の序・破・急、武芸の身・技・体、弁証法の正・反・合などは三つの要素で構成されている。扇谷正造[39]（1913-1992）はこれらの「型」を参考にして「三分節法」という文章構成方法を考案した。三分節法では、3文で1段落、3段落で1章にする。これを1ユニットとする。必要に応じてこれを複数にして全体を構成する。

　筆者はこれをヒントにして、看護学のレポート・論文の文章作法として、5種類の「文章構成の型」を考案した。それは、過去・現在・未来（歴史）、要素1・要素2・要素3（分析）、事例1・事例2・事例3（対比）、列挙・消去・選択（消去）、問題・実践・結果・結論（問題解決）である。課題によっては、これらを組み合わせて使用することが可能である。

　そこで、まず受講者は三分節という文章の型を使って、原稿用紙1枚のレポートを書いて練習する。これが「守」の段階である。ただし、こ

れを守っている段階では、受講者はすべての文章を三分節で書こうとするので狭い。作品によって自由に使い熟(こな)すようになるために「破」と「離」の段階が必要である。受講者が破と離の段階にまで到達するには、かなりの練習回数と時間が必要である。

(2) 多くの型を理解する

三分節は具象物を思い浮かべることができるという特徴がある。まず、魚の頭・胴・尾、信号機の青・黄・赤、宇宙万物の順位の天・地・人が思いつく。次に、過去・現在・未来という時間の流れ、丸・三角・四角、イチ・ニ・サンの掛け声が挙げられる。さらに、Aさん・Bさん・Cさんという個性のある人、大・中・小という大きさ、ドッ・コイ・ショの掛け声も出てくる。

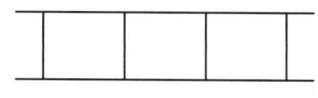

三分節を基本にして広げる

看護学では、過去・現在・未来という時間の流れに沿った文章構成が多く使われる。記録やサマリー、申し送りに、入院前の状態・入院後から現在の状態・今後必要な看護、申し送りを受ける前の状態・その日の状態・翌日に必要な看護という構成が利用される。

また、事例研究でも、患者の問題・解決のための援助・患者の結果・援助の有効性の評価という3（＋1）段構成が使われる。目標設定の時には多くの選択肢を挙げてから、条件に合わせて消去する消去法が使われる。この際には複数の目標を並べて比較する対比法も使われる。

3) 型を破る「破」の文章

物事は、即刻：後刻、最初：最後、前：後、右：左、大：小などのように「対概念(つい)」で成り立っている。文章作法においても、「結論を初め

に」という表現には、「結論は終わりに」という意味を含み持っている。この対概念を思い浮かべながら思考すると、型を破る段階へと進むことができる。

(1) 結論が初めの型

　看護業務において、伝達事項の多くは結論から始める。たとえば、病棟から医師に緊急連絡する場合は「患者さんが心肺停止です」と結論から始めると連絡事項の核心が伝わる。これを起承転結で「〇日から〇症で入院していた〇病棟の□さんが、〜〜して……」と伝えることはない。

　論文には「題」が付けられる。この題は結論である。さらに、結論がわかるように副題を付けてあれば、読者にわかりやすい。「はじめに」に全体の要約が述べてあれば、読者に親切である。大量の文章を読まなくても概略と結論がわかる。

　　例：看護師が文章苦手意識を克服し文章力を向上させるための指導方
　　　　法の研究——研修会で受講者参加型の講義を行なって——

　一般的に、教授者が「結論を初めに書きましょう」と勧めると、学習者はすべての文章において「結論が初めになければならない」と考える傾向がある。しかし患者への病名告知では、次に書いてあるように「結論が終わりにくる型」が望ましい。「結論を初めに」という概念には「結論を終わりに」という対概念がある。起承転結では「結論を終わりに」に縛られている。本書の初めの段階での方法では「結論を初めに」に縛られている。この対概念という思考方法を獲得することが、型を破る「破」の段階である。学習者はどちらにも縛られず、自由に思考する「破」という道が開かれている。

(2) 結論が終わりに来る型

　看護業務では起承転結構成も使われる。結論が終わりにくる型と言えば、患者への病名告知や学生の行動を改める勧告の場面が思いつく。話

し手が結論から入ると、聞き手はいわゆる頭が真っ白になってしまって、その後の話の内容が受け入れられなくなる。だから、まず、細かないきさつから始めて、その後の成り行きを説明する。さらに話を全く関係ない所に転がして時間稼ぎをする。受け入れ準備ができた頃合いを見計らってから結論を述べる。

　事例研究の構成は、「問題・仮説実践・問題の結果・仮説実践の評価」であり、結論の位置が終わりにあるので、起承転結構成に少し似ている。しかし全く同一ということではない。起承転結の「結」は、事例研究の「結果」なのか「結論」なのかが曖昧である（本書 p.30 参照）。しかし「転」は、研究者の視点を離れて、先駆者の研究論文を引用して対比するという意味で参考になる。

　日本人は、文章といえばなぜか起承転結と考える傾向にある。これは必ず結論を末尾に置く構成である。ところが、考え方の基本は、結論から始める演繹型と詳細な事柄から始める帰納型がある。したがって、すべての文章の結論が終わりになければならないということはあり得ない。我々はこれを場面に合わせて使い分けている。学習者がこのように思考する時に「破」の段階が開かれる。

4）型を離れる「離」の文章

　講義の初回に文章の五つの基本型を指導する（本書 p.61 参照）。この場合、「必ずしも三分節でなければならないということではない。文字数や内容によって、二分節、四分節にして工夫する」と指導しても、講義の2、3回目の頃は「三分節でなければならないのですか」と質問する看護学生がいる。これは「型に入り、型を出ないので狭い」段階である。講義が7、8回と進むと、学生は自然と型から出始める。そして、12回から15回へと進むと、段落構成を自由に使い始めるようになる。

　日本の芸・道ではこの過程を守・破・離[40]と考える。文章作法も同じである。学生は講義の初めのころでは三分節という型を守って書く。

この「守」の段階では、学生は講師の模倣・真似をしているだけであるから創造的であるとは言えない。講義が進んでいくとこの「型」を破り始める。「破る」というのは、「三分節でなければならない」という圧迫感からの解放である。

そして、全講義が終わる頃には、この型から離れる。講師の個性的な三分節から離れて、独自の三分節を使い始める。「離れる」というのは、学生が自分の個性的な三分節法を創造し自分の技術として習熟してくるという意味である。これが「離」の段階である。

❷ 達意の文章作法

[先師の曰。「格を定、理を求むる人は俳諧中位に置、格をはなれ理を忘る、人は此道の仙人なり」と、常づねしめし申され候。（野坡）][41]と、松尾芭蕉は、型に入って、型を離れることを勧めている。仙人とは、道家の理想的人物のことである。格は、決まり、法則、規則、やり方、つまり「型」である。作法は、決まり、しきたりであるから、格と型と作法は同じ意味である。

学生参加型の授業を教師や講師が実践したら、学生は文章構成を考えて自由に書けるようになる。まさに、束縛からの解放である。学生参加型の授業には、添削という手間が必要である。この授業の成功の成否は熱意があるかどうかにかかっている。添削をくり返したら、添削者自身の添削技術が向上する。添削者が多くの益を受ける。

文章の全体構成の変形（バリエーション）を習得すると、起承転結から解放されて、自由に書けるようになる。学生の文章苦手意識の主な原因は、文章の構成を自由に考えることができないことにある。その理由は、まずこうした文章構成を学校教育の中で教えられていないことにある。さらに書く練習もほとんどしていない。「レポートの書き方」という科目がないことが原因である。

講義中に書くレポートは原稿用紙１枚である。筆者が講師を始めたこ

8章　文章作法の型

ろ、評価レポートとして原稿用紙5枚の課題を求めた。すると、「原稿用紙5枚以上のレポートは1段当たり300字程度にする」と指導しているにも拘わらず、学生は、1段当たり700字で構成し全体を3段落構成にしたレポートを多く提出した。長文における段落構成について詳しく指導する必要があった。本書のp.61に書いたように、原稿用紙5枚分のレポートでは、「はじめに」で概略を、「1. 〜〜。2. 〜〜」のように小見出しを作り、その中をそれぞれ3段構成にする、「あとがき」で文字調整するように指導した。こうして1段当たり120〜200字程度に書けるようになり、学生は自由に書くようになった。

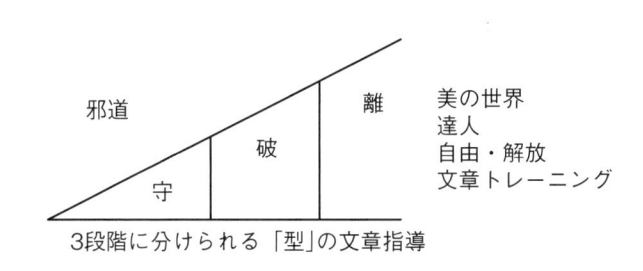

```
            離  美の世界
        破      達人
                自由・解放
    守          文章トレーニング
    邪道
```
3段階に分けられる「型」の文章指導

　茶道は行為の美を追究する。筆者は茶道については素人である。ある学校の講師室で茶道の先生と暫しの時を過ごしたことがあった。疑問に思っていたことがあったので思い切って尋ねてみた。講師室に入ると席を立った人の後の茶碗の底には緑茶の粉が残っていることがある。また茶菓子の包み紙が散乱しているように見える。先生は「お茶が少なくなったら茶碗を少し回して、すっと飲み干します」「また包み紙は着物の左の袂に入れて持ち帰ります。すると綺麗でしょ」と言った。茶道はもてなす人の心の表れである。なるほど、もてなされた人もまたもてなしの心で返す美の行為の世界だと理解した。

　文章もまた、書き手のもてなしの心と読み手のもてなしの心が実現する美の行為の世界である。学生は、原稿用紙1枚に一期一会の作品を書き上げる。講師はそのもてなしに一期一会の添削をする。文章の練習は

美の行為の世界である。

　講義の終盤になって、ある学生が「言葉に詰まって、どうも滑舌がよくないんです。何かいい方法はありませんか」と尋ねた。そこで筆者は、聞く─話す：読む─書くという4つの能力が繋がっていることを板書した。すると「じゃあ、休み時間とか放課後にクラスメイトと喋ったらいいんですね」と理解した。人は話す時、瞬時に全体の内容を構成して言葉にする。また言葉にしつつ全体を再構成しながら話を進める。途中で推敲もする。これは「書く」と同じである。全体の型を構成して書くという能力が向上すると、話す、聞く、読む能力にも応用されて全部の能力が向上する。聞く─話す：読む─書くという4つの能力は全人的な一つの能力である。

　現在、筆者は、看護学校で看護科1年次のレポートの書き方を1週間置きで15回と2年次の教育学15回を担当している。この講義が終わるころには、学生はそろそろ「破の段階」に来たかなと感じることがある。これに対し、病院、その他の看護師研修会では1日6時間1回だけの体験である。これではまだ、「邪」から「守」に入れたかなと思われる段階である。あとは、日々の看護業務の中で守→破→離と学習者が進んでいくことを願うばかりである。学習者が自由に文章を書けるようになって、成長していくことは筆者のこの上ない喜びである。

> レポート課題

　（条件：原稿用紙、手書き、文字数400字）

　1. 学習者が、文章作法の型を学習する段階で、守・破・離の過程をどのようにたどるかの考察

9章 労作的教育方法

　労作教育という教育方法がある。労作は目的活動である。労作教育は「学習者が主体的に目的を持った創作活動を行なう。他者へ奉仕する。人格を陶冶する」を目標とした教育方法である。この労作教育が実現するためには、「教授者自らが、主体的に目的を持った創作活動を行なっている。他者へ奉仕している。人格を陶冶している」必要がある。教授者が労作教育に熟達しているならば、学習者はより労作的学習が進むと予想される。

1 労作は目的活動

　一般的に、労作（ろうさく）の意味は「苦労して仕事をする（労働作業）と苦労して作った作品（苦労作品）」である。労働者の労働には賃金として対価が支払われるのだから、苦しい役割も果たさなければならない。この労働作業には苦役の面がある。また、医学用語では「労作」を（ろうさ）と読む。たとえば、労作性狭心症がある。この場合の労作は、身体に負荷を加えるという意味の労働作業である。

　教育学における労作（ろうさく）の意味は、「労」は苦労の労であり、努力し忍耐する意味の労である。また、「作」は自らが設定した目的に向かって創作し、創造し、形成する意味の作である。労作教育の創作目的には、物だけではなく人格も含まれる。労作は、ある目的のために自主的に苦労し創作する活動であると同時に、他者を助け、奉仕する人格の陶冶を目的としている。教育学の労作においては、報酬としての賃金を得ることが目的ではなく、創作という目的活動によって奉仕する人格

を形成することが目的である。

　教育学における労作には、報酬に対する労働提供の義務はないから、苦役からは解放される。労作の目的は、普遍価値（知・情・意・聖）と手段価値（健・経）を調和した全人格の教育である。労作教育の報酬は、明晰な頭脳・温かな心・正しい意志・畏敬の念を兼ね備えた人格の形成である。

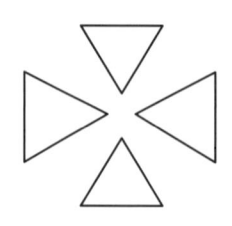

労作は目的活動

2 目的意識のない活動は苦役

　目的活動と人格の陶冶を中心とした労作教育が成立するためには、学習者が主体的で自律的であることが前提条件となる。学習者が主体的で自律的に目的を持って活動する時に人格の陶冶が実現する。学習者が他律的で目的意識のないまま労作教育を受けたとしても、人格の陶冶はほとんど望めないだろう。

　他律的で目的意識のない学習者の活動は、無意味で苦しい労働つまり苦役になってしまう。コピペしたレポート、誰かに書いてもらったレポート、盗用して書いた論文、反省文、嫌々ながらの掃除など、個人の主体性や自主性、目的意識のない活動は労作にはなり得ない。

　看護専門学校では、学習者に無報酬の様々な活動を課している。掃除、日直、週番、自治会、部活動、グループワーク、図書係、保健係などすべてが無料奉仕である。学習者は高額な授業料を支払っているにも

拘わらず、無料奉仕の活動を課されている。学習者は、この意味と価値を理解する必要がある。教授者は、この意味と価値を教える必要がある。

3 目的意識のある活動と人格の陶冶

　労作は目的意識を持った自主的な活動である。講義を聴き、ノートを作り、レポートを書くと知識が作られる。歌うと心が綺麗になる。掃除をすると綺麗なトイレが創作される。リーダーになって働くとみんなに楽しい心ができる。日直がテストや課題についての情報をクラスメイトに知らせて共有する。綺麗な部屋を創るという目的意識を持って掃除が行なわれる。学習者はすべて目的意識を持って活動する。目的を持った活動が行なわれる時に人格が陶冶される。

　ところが、家では掃除をしない、洗濯も親に任せきり、弁当を作ってもらう生活をしている学習者には、学校が求めている様々な活動の意味が理解できないのだろう。庭の草引き（草取り）をしながらブツブツと不平がもれる。それはほかの学習者にも「学校には高い授業料を払っているのに、対価を払わず無料の労働を強制している」と感化が及ぶ。

　環境整備はF・ナイチンゲールの「環境を整える看護」と深い関係がある。寝具や衣服、日光や空気について部屋の環境を整えると患者の自然治癒力が働く。環境整備には、部屋の掃除のほかに、庭の花壇、草木や芝生の手入れも含まれる。筆者の教育学で労作教育の講義を受けたある学生は「庭のアジサイの草引きをした時には、その意味を考えていなかった。しかし、実習で患者さんの散歩を援助した時に、"このアジサイの色が変化していく様子を楽しみにしているのよ"と患者さんが言った言葉に、アジサイの世話をした環境整備の意味と価値に改めて気付いた」とレポートを書いた。ジョン・デューイは「為すことによって学ぶ」と言った。教授者は、学習者に、庭の花壇などの実物教材を使った体験学習を通して、環境を整える意味と価値を指導する必要がある。

ナイチンゲールは1820年に生まれた。ルソーが、見守って植物を育てる消極教育を原理とした『エミール』を表したのは1762年である。彼女は、ルソーの著書を読んで、環境を整える教育のヒントを『エミール』から得たのだろう。

4 労作思想

　労作思想家は多くいるがここでは二人の思想を紹介にとどめる。
(1) ケルヒェンシュタイナーの労作思想
　1926年にドイツのケルヒェンシュタイナー（1854-1932）は『労作学校の概念』（第6版)[42] を表している。彼は労作の教育的価値を次のように伝えている。

　「何が学ばれるよりも、いかに学ばれるべきかが大切であり、自分自身で掴んだことを証明し、表現することは、単に知ることよりも、より以上に大切である」（前掲書p.21)、「学校は、社会的心情を養うべき場所であるばかりでなく、単なる学習学校であってはならず、陶治学校でなくてはならぬ」（前掲書p.44)、「児童は、労作することによって、自己を順応させ、他人を助けることを学び、奉仕者となり、弱い者を教化するようになるべきである」（前掲書p.46)、「労作教授の目標は、われわれが、思想的なものを自分で新しく生産することでも、おそらく経済的価値をもつ手による労作作品を仕上げさせることでもなく、また知識を「獲得」させることでもなくして、生徒の労作の自己活動のなかで彼らの自己忠実性、彼らの即事態性（編者注：他者中心的な興味）がいかに大きかったかを、生徒に自己吟味のなかで体験させることである」（同前掲書p.121)。また彼は、教師論についても次のように書いている。

　　「教師たる者は、生徒の心的、精神的の成長のためにつくすことの無上の幸せを見出し得る人であるべきである。日毎、年毎の苦楽に対して活力を失うことのないだけの青春をもちつづける人、人類における無時間的の諸価値の勝利

9章　労作的教育方法

を信じきっている人、若い人たちに教授しつつも、教授するのみでなく、量りがたい本質的の力によって、かれらとの共同生活の一瞬々々にかれらを率いて行くことのできる人──このような教師でありたいものである」

(前掲書 p.37)。

(2) 小原國芳の労作思想

小原國芳の労作思想は『玉川塾の教育』[43]に書かれている。その特徴は反対の合一、調和統一、止揚（相反する概念を調和して高い次元に至る）である。

「全人教育と言いますと、一人の生徒に何でも彼でもやらせること、いわゆる八人芸の出来る人間を造り上げることのように思っているようですが、決して混合や寄木細工ではなくて、一つのものに調和統一された、前のものであってしかも新たなものに止揚 aufheben されたものでなければならぬと思います。ですから、絶えず正反合の向上路を精進させることでなければなりませぬ。そこに労作教育の大きな意味の一つがありはせぬでしょうか。殊に霊肉の一致という点に至りて、私は労作教育を大いに主張いたします。

物質と精神、天と地、汗と美、コヤシ汲みとピアノ、ソロバンとお経、お金とイデア、機械と理想、土地と哲学、貧しきと富めると……それらの一丸こそ、真の全人教養の極致ではではないでしょうか。教員もお百姓も、銀行屋も職工も……ピアノが弾けて、芝居が出来て、お経を播いて、文学が話せて、絵

---

conference room 9　低い自己評価の改善方法

高い学力を持ちながら、実習でも自己評価の低い学生がいる。それは何らかの事情で養育者から愛された実感が少ないことが原因である。筆者もその一人である。自己評価の低い人は他者がどんなに高く評価しても自信にならない。

これは『看護学生のための倫理学』（筆者著。金芳堂刊）13 章が参考になる。他者比較よりも個人内比較(過去と現在の自分を比較)を重視するようにする。褒められ体験が少なかった人は自己評価が低い。「えらかったね。できてるよ」と自分で自分を褒めることをくり返すと自己評価を上げることができる。

☞ p.89, p.108

がかけて……ほしいのです。そして坊さんも、学者も、先生も、大臣も、ピアニストも、文学者も……薪が割れて、便所の掃除が出来て、土が掘れて、運転が出来てほしいのです」

(『玉川塾の教育』小原國芳　玉川大学出版部)

5 教授法における労作

　教育方法は、古代ギリシア時代の暗記や注入といった教師中心の教育方法から始まり、生徒が自ら学ぶ生徒中心の教育と広がった。その中で、労作教育はどのように存在してきたかを考えてみる。フレーベルの教育方法に労作教育の思想が現れて、その後、ケルヒェンシュタイナーや小原國芳の労作教育へと発展してきた。

　暗記法、問答法、直観法は知識を伝達するための教育方法として有効である。しかし、これらは教授者中心なので、学習者の自律性に配慮が少ないという欠点がある。これを克服する教育方法が労作的方法である。フレーベルの自己活動の尊重、デューイの「為すことによって学ぶ」という問題解決学習、キルパトリックの生徒が計画して課題を達成する活動、パーカーストの一斉授業をやめた個別進度学習などは、学習者が主体的に目的を持った活動なので労作的教育方法である。

　教授者中心の教育は、一人の教授者が大勢の学習者に指導することができるという利点がある。同時に、学習者の個性を尊重した指導ができないという欠点がある。この問題を克服する方法が労作教育である。労作教育においては、学習者の一人ひとりの個性に合わせて指導する。ただし、教授者が労作的教育方法を実践するためには、労苦と時間を捧げることと、深い教育愛が必要である。

9章 労作的教育方法

教育方法の変遷

1. ソフィスト（紀元前8-4）　　　暗記法：法廷弁論・修辞学の暗記　　－教師中心
2. ソクラテス（469-399BC）　　　問答法：質問と答による知の獲得　　－教師中心
3. コメニウス（1529-1670）　　　直観法：感覚で書物内容を直観　　　－教師中心
4. ルソー（1712-1778）　　　　　消極教育：生徒が自ら見つけ出す　　－生徒中心
5. ペスタロッチ（1746-1827）　　直観法：感覚・観察から思考・実践　－生徒中心
6. フレーベル（1782-1852）　　　労作原理：自己活動遊戯作業重視　　－生徒中心
7. ヘルバルト（1776-1841）　　　管理・教授・訓練：教えるあり方　　－教師中心
8. デューイ（1859-1952）　　　　問題解決学習：問題・推論・実験・検証　－生徒中心
9. キルパトリック（1871-1965）　プロジェクト法：生徒計画目的活動　－生徒中心
10. パーカースト（1887-1926）　　ドルトンプラン：一斉授業中止個別学習　－生徒中心
11. ウォシュバーン（1889-1968）　ウィネトカプラン：自学自習ワークブック　－生徒中心
12. モリソン（1871-1945）　　　　単元学習：教材教科目教授中心　　　－教師中心
13. オコン（1914-　）　　　　　　授業記録作成：知識を与える授業　　－教師中心
14. ケルヒェンシュタイナー（1854-1932）労作教育　　　　　　　　　　－生徒中心
15. 小原國芳（1887-1977）　　　　全人教育論（労作教育）　　　　　　－生徒中心

レポート課題

（条件：原稿用紙、手書き、文字数400字）

1. 労作的方法を加えた、私の授業を改善する方法の考察

10章 臨地実習とプロジェクト・メソッド

　キルパトリック W.H. Kilpatrick（1871-1965）は、デューイの経験主義教育（問題解決法—為すことによって学ぶ）をプロジェクト法という新しい教育方法に展開した。彼は"Project Method"で、プロジェクト法を「生徒が計画し、現実の生活そのものの中において達成される目的を持った活動」[44]と定義している。生徒の知識・技術・意欲を総合的に生かす学習方法としてプロジェクト・メソッドを考案して実践した。

　Pro は「前に」ject は「投げ出されたもの」の意味である。Project は、計画、企画、事業、投射、投影と訳される。「プロジェクト」とカタカナで表記されることが多い。Method は「方法」と訳される。日本の大学では Project Based Learning（PBL）という科目を設定し始めた。PBL は企業や事業者などから講師を募りつつ学習の場の提供を受け、学生が、学習の目的・内容・方法・実践・評価をプロジェクトして学習成果を出すほぼ完全な学習者主体の科目である。

　キルパトリックは、イスを作る・作文を書くなど創造プロジェクト、鑑賞・娯楽などのプロジェクト、アメリカ北部と南部の相違を調べるなど問題解決プロジェクト、書き取りや計算練習などドリルプロジェクトの4種類に分類した。また形態によって、個人プロジェクトと集団プロジェクトに分けた。さらに、彼はソーンダイクのレディネスの原理・練習の原理・学習効果の原理にプロジェクト・メソッドの基礎をおいている。学生が、学習に意欲を持ち新しい学習ができる能力を備えて成熟している状態をレディネスという。刺激・反応によってくり返す学習が練習である。達成感の獲得と進歩の達成が効果である。

10章 臨地実習とプロジェクト・メソッド

1 問題解決の態度と実習のレディネス

　さて、看護教育で実施される「問題解決プロジェクト」に当たるものは「臨地実習」である。この実習では、学生が学習の目的・内容・方法・実践・評価をプロジェクト（設計）して実践し体験学習する。この実習でプロジェクト・メソッドによる学習が成立するためには、学生が実習を主体的にプロジェクトできるほどに成熟している必要がある。ところが、プロジェクト学習のレディネスが備わっている学生は少ない。

　筆者は『看護学生のためのレポート・論文の書き方』（金芳堂刊）を使った講義の2章で「あなたの問題解決の態度を考察しなさい」という課題のレポートを求めている。2012年に196人の学生の問題解決の態度をレポートの内容から調べた。するとおよそ、他律型の学生が58％、調和型は15％、自律型は19％、孤立型・逃避型・傍観型・不調和型が8％であった。他律型が最も多かった。

1）一般的な傾向

　他律的な問題解決では、誰かに頼って解決に当たる。この方法は、確認したり相談したりするのでミスが少ない。平和を作る態度である。しかし、他律だけでは依存的である。積極的に問題解決に当たる能力と、その結果の責任能力が不足している。

　自律は誰にも頼らないで自分で解決する態度である。個人が単独で生きていく場合は自律の態度が重要である。自律は積極的・行動的な良い面がある。しかし、自律には独り善がりとミスの恐れがある。

　自律と他律の調和は、社会の中で生きグループで仕事を行なう場合に必要な能力である。リーダーは自律して責任を果たしつつ、メンバーに依存して問題解決に当たる。一方、メンバーはリーダーに依存しつつ自律して責任を果たす。どちらも自律と他律を調和している。

　孤立的な問題解決の態度がある。自律の極端が孤立である。何事も自

分一人でできる人は相談する必要がない。また相談する勇気がない人もいる。これらの人たちは孤立している。この傾向の人はコミュニケーション苦手の傾向がある。

　逃避は他律の極端である。他律に傾いていると逃避するようになる。問題に対して解決のための自律的な能力がないので、一人で問題を抱えた時に問題から逃避してしまう。解決のためには、問題に対して自律して立ち向かう必要がある。

　グループ学習において、自律・他律・調和・孤立・逃避のどれにも当てはまらない傍観者型がある。不調和型は自律と他律が場面毎に変化して、一定しない型である。

2）教育目標の設定
(1) 他律的態度（目標・計画・実践）

　他律的な学習者は予習・復習ができない。「させられ学習」が習慣化し、レポート提出は期限間際になってからでないとできない。自らの目標を作らず、計画を立てない。依存的で、すべきことを先送りする。行為の結果の責任能力がない。課題達成や問題解決能力が低い。

　これを自律的学習に改善するための教育目標は「学習者は目標と計画を作り、実践と自己管理ができる」である。学ぶ目標を明確にする。週

---

conference room 10　安全意識の欠如を改善する方法

　看護師は、自分の身体を護るという意識が重要である。入学したての学生には、この配慮がほとんどない。だから、掲示板に感染症について、その多くの実例を掲示し、教育する必要がある。

　ノロウイルス、インフルエンザ、A・B・C型肝炎、HIV、結核、MRSA、梅毒、淋病、クラミジア、ヘルペス、コンジローマと多くの感染症がある。特に、HBVの感染が10代から30代までの若者15,000人以上に広がっている。これは、学校での教育が必要なことを表している。

☞ P.103, p.120

10章 臨地実習とプロジェクト・メソッド

間・月間・年間の計画を立てる。そして実践する。教授目標は「教授者は指導時間を設ける。目標と計画表の提出を求める」である。

(2) 自律的態度（勝手な行動をする）

自律的な学習者は自ら設定した目標に向かって努力する。自律は魅力的な才能である。しかし、歴史はこのような人々が孤立してきたことも証している。リーダーが独りですべてを仕切ってしまうと、メンバーはついていけなくなる。高校時代、ある学生は「お前の下では後輩が育たない」と教師から厳しく言われた。そのためにこの日から自律を引っ込め他律に転じた。この教師は自律型をはみ出た孤立型だったのだろう。もし、教師が「自律型は魅力的な才能だ。しかし、自律には欠点があるからそれを克服しよう」と調和型だったら、この教師の許で生徒は育ったはずだった。

自律型の欠点を克服するための教育目標は「学習者は報告・連絡・相談・確認ができる」である。教授目標は「教授者は報告・連絡・相談・確認を指導する」である。

(3) 他律と自律の調和的態度（報告・連絡・相談・確認）

他律と自律を調和した学習者は、報告・連絡・相談・確認をして、行動し責任を負う。グループワークでリーダーの役割を果たせるのは調和型である。目標と実践と結果を確認し合う。またグループで仕事をする場合、メンバーには自律・責任・協働・貢献・敬意が必要である。調和型と言えども協働や敬意が不足している場合もある。

調和型の教育目標は「学習者は協働し敬意を表す」である。教授目標は「教授者は、調和型がより成熟するように指導する」である。

(4) 孤立型・逃避型・傍観型・不調和型

学習者のおよそ8%が、孤立・逃避・傍観・不調和のうちのどれかだと自己分析する。これらの型の学習者は、きつい指導の言葉がかけられたり、失敗を注意されたりすると、翌日から実習に参加できなくなる恐れがある。次のように学習者に配慮した教育目標と教授目標を立てて指

導に当たる。

　教育目標は次のようになる。孤立型では「学習者は小さい勇気を奮いたたせて相談できる」、逃避型では「学習者は困難に立ち向かうことができる」、傍観者型では「学習者は批評家をやめて積極的な当事者になることができる」、自律と他律の不調和型では「学習者は調和型のグループ学習に努めることができる」。教授目標は「教授者は、学習者に教育愛による細やかな指導を行なう」である。

　学習者がこれらの目標を自覚するならば、改善への道が始まる。教授者の温かな愛情と学習者の成長を願う思いが一つとなる時、道が開かれるだろう。

3）グループワーク成功のための準備

　グループ（group）の原意は「束」である。これは単なる集まり・群である。学生がグループに分けられた状態では、メンバー一人ひとりに明確な目的意識は少ない。特に「リーダーは、できればしたくない」と思っている学生は多い。

　チーム（team）の原意は馬車を引く二頭以上の馬、そりを引く二頭以上のイヌである。チームには協力や調和の意味がある。だからチームは積極的に個性と才能を発揮する複数のメンバーによって構成される。チームではメンバーの自律と協働、責任と貢献、そして敬意が成熟している。だから、グループワークを成功させるためには、すべてのメンバーに、次の五つの才能を教育する必要がある。

（1）自律・協働・責任・貢献・敬意を確認する

　グループで実習をする場合、メンバーは、自分で考えて行動する自律、他のメンバーと協力して問題解決に当たる協働、グループの任務を引き受けて果たす責任、グループに役立つ貢献、他のメンバーの労苦に対する敬意など、人格が成熟している必要がある。これまでの学校教育で、グループを組んで問題解決に立ち向かうという訓練を充分に受けて

いないので、練習して習得する必要がある。ミーティングによって自己開示し合って、できる役割できない役割を確かめる。西之園晴夫によれば「チーム学習の5原則」[45]がある。

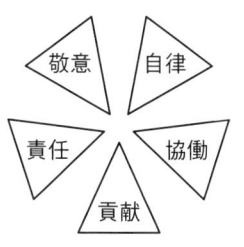

自律：Autonomy
協働：Collaboration
貢献：Contribution
責任：Responsibility
敬意：Respect

チーム学習の5原則

① **自律**：自分の行動を自分で考えて決める。他者の意見は参考にする程度である。自分の行動はすべて自分で責任を持つ。自分のやりたい目標を持っており、それを実現するために計画し、立案して実行する。自分はどこから来て、何をして、どこに向かっていくのかを知っている。自分でできること、できないことを言える。

② **協働**：グループで実習する場合、協力して働く能力が必要である。人間は才能・特技などは一人ひとり異なる。だから、自己主張してなおかつ、異なった他者の考えとの調和を図ることができる必要がある。しかしまた、自分は自分、他者は他者と、自分と他者は同一視しない。協力はするが自他を区別する。道徳の黄金律には、『論語』の「わたくしが他人からしてもらいたくないことは、自分は他人にしないようにしたい」[46]と『聖書』の「何事でも人々からしてほしいと望むことは、人々にもそのとおりにせよ」[47]がある。黄金律の実践によって協働が実現する。

③ **責任**：「人生の最も苦しい、いやな、辛い、そんな場面を真っ先に微笑みを持って担当せよ」[48]（小原國芳）という考え方がある。「若い時の苦労は買ってでもしなさい」とも言われる。「小事に忠実は大事に忠実」

という諺がある。ケネディは「国家が国民の何をしてくれるかではなく、国民が国家のために何ができるのかを問いたまえ」と言った。責任を負うとはこのようなことである。

④ **貢献**；貢献は見返りを求めない行為である。企業は利益の中から社会福祉の分野に「社会貢献活動」フィランソロフィーとして補助金を出している。国は国際貢献活動として海外協力隊を派遣している。親は子どもに見返りを求めず子育てをしている。一人ひとりは、家族に、クラスに、学校に、地域社会に貢献している。人は報酬の見返りを求めて働く。しかし、見返りを求めない、無償の愛、自己犠牲的行為がある。

⑤ **敬意**；存在する人間、食べ物、すべてに感謝し、上下、優劣に関係なく、尊敬する意思を敬意という。敬意は、感謝の言葉（ありがとう）、労いの言葉（ごくろうさま）、褒める言葉（よかった）の三つで表される。敬意を表す方法として敬語がある。敬語の本質は敬意を表すものである。グループのメンバーの労苦、業績、すべてに敬意を表す。

(2) グループを構成するメンバーの役割を確認する

看護学におけるグループ学習では、不慣れな者でもリーダーやサブリーダー役を担って練習する。必ずしも適任者だけが役を担うのではない。サブリーダーがリーダーを、メンバーがサブリーダーやリーダーをサポートするようなグループ学習もある。

① **メンバーの任務は何かを理解する**

メンバーは自律・自立している。それぞれの役割を自覚している。グループに対して責任を持っている。自分の考えがあり、発言する。他のメンバーが発言する時間を配慮する。自分の意見と異なる意見を尊重する。メンバーは「縁の下の力持ち」である。雑用、会計、連絡、記録、発表係を担当する。どちらかというと、リーダーの指示で動く。義務に忠実である。そして、グループに貢献する。

10章 臨地実習とプロジェクト・メソッド

② サブリーダーの任務は何かを理解する

　サブリーダーはリーダーを補佐しリーダーとメンバーの間の調整役をする。リーダーの考えを聞き、メンバーに補足説明する。メンバーの意見をリーダーに伝える。責任はリーダーに委ね、口を出さない。意思の疎通の調整役に徹する。サブリーダーは、主役の演技が成功するために立ち振舞う黒子役のような存在である。

③ リーダーの任務は何かを理解する

　リーダーは自分の考えを持っている。個々のメンバーの意見をまとめる。メンバーの役割を分担する。必要な指示を出す。的確な判断を求められることもある。グループ全体の命運を左右する決断をすることもある。グループ全体の作業の進捗状況を把握して見守る。報告・連絡・相談を求める。メンバー一人ひとりの活動を信頼する。リーダーは他のグループリーダーとの連絡調整、学校からの連絡なども担う。

(3) 個人の特性を確認して役割を分担する

① 個人の特性の確認

　グループのメンバー一人ひとりの特性が、自律と他律の調和型、自律型、他律型、孤立型、逃避型のどの傾向にあるかを確認する。自分で考えた型と、他者から見た型が異なる可能性もある。話し合って確認する。こうして、リーダー、サブリーダー、メンバーの役割を担える人は誰なのかを明らかにする。孤立型と逃避型はグループの一員としてはふさわしくない。課題達成や問題解決の能力が不足している。メンバーになるためには、自分で考えて行動する能力と他者に聞いて相談する能力を鍛える。自己向上心が必要である。

　リーダーとサブリーダーは交代することができる。サブリーダーとメンバーも交代することができる。メンバー1とメンバー2も役割を交替することができる。役割を交代して全員が役割体験を少しずつ増やしていく。可能ならば全員がリーダーを体験する。グループ学習では、このように練習して自律と他律の調和型に成長することが目的である。

② 役割を分担する
　その人しかできないような特技があって、どうしてもその技能が必要ということもある。発表する、文章係、ポスター係、道具係、進捗状況把握係、会計など、与えられた課題に沿って必要な係を決める。

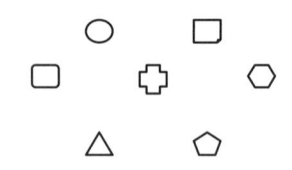

チームに貢献する役割を分担する

4) 共に学び合うグループ学習を実践する
　あらゆる人間関係の根底に、「教えることによって教えられる。教えられることによって教える」という関係が存在する。共に学ぶのは相互成就である。討議は意見を闘わせることである。会議のメンバーが自由に意見や考えを出し合って、優れた発想を引き出す。出された意見は、合理的に分析・整理して、優先順位を付ける。消去法によって選択する。これをしなければ、「木に竹をつなぐ」的な意見を寄せ集めただけのものになってしまう。意見が分かれた場合は多数決によって決める。少数意見は多数意見を尊重し、協力する。メンバーはそれぞれの意見を述べる。共通点・相違点・不足点などを知り、分析や考察の参考にする。こうして、教え―教えられるという共に学び合い、グループ学習を体験する。
　ある学生は、友人に勉強を教えると損をすると考えていたことがあった。しかし、ある時に教えたことがきっかけとなって、自分の学力が向上して教える面白さを見つけた。グループ学習では教える―教えられるという体験をする。この学習が成立すると、良い成果が得られる。
　教育目標は「学習者は、自分が担える役割を果たすことができる」で

ある。教授目標は「グループ学習の意義と方法を教育する」である。

2 問題解決の過程（プロセス）

　問題解決には、過程がある。グループ実習を成功させるためには、この過程をすべてのメンバーが共有する必要がある。この過程を共有できていれば、実習で患者を受け持った時に、どんな援助を計画するかをグループで共有できる。本書 p.30 にあるように、問題解決の過程は、問題の明確化、仮説・実践、問題の結果、実践の評価という過程をたどる。

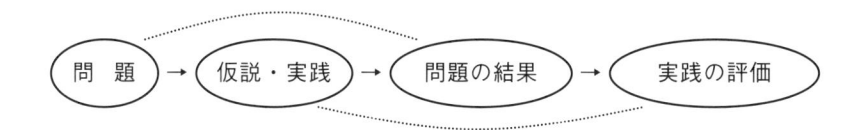

問題 → 仮説・実践 → 問題の結果 → 実践の評価

　次に、ある患者を受け持った場合に、患者のどんな問題解決を優先するかを検討して看護目標を設定する。この時に、記録や問診による事前評価の作業が重要となる。グループのメンバー全員で合意が得られるまで検討する。問題が明らかになったら、解決のための看護目標を設定する。これもメンバー全員が納得できるまで意見を交わす。

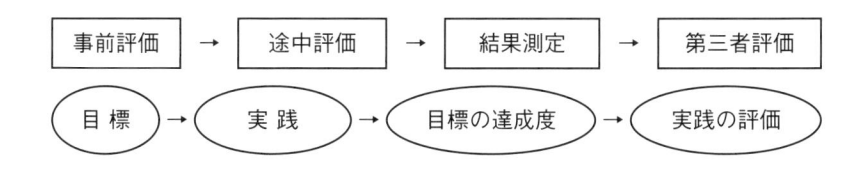

事前評価 → 途中評価 → 結果測定 → 第三者評価
目標 → 実践 → 目標の達成度 → 実践の評価

　問題が明らかになり、目標が設定できたら、援助を実践する。形成評価（途中評価）を行なって、目標と援助の妥当性を評価する。必要があれば、目標と援助を修正・改善する。こうして患者の問題解決の結果を

良いものにする。患者の問題が改善されたならば、実践した援助は有効であったと言える。

　学生の場合では、改善されなかったり、悪化したりしたという結果もあり得る。だが、失敗した実習でも価値がある。失敗から、いかなる修正を加えるべきかの教訓を与えられる。この過去の体験が教訓となって、同じような問題に出会った時に、同じ失敗は防げるだろう。こうしてグループでの問題解決技術の能力が向上する。

レポート課題

　（条件：原稿用紙、手書き、文字数 400 字）

1. 実習が成功するために必要な能力を学生が習得するための授業の計画

11章 ガイダンス

　教授者の言葉はガイダンスである。「お前の下では後輩が育たない」「小学生の作文だ」「文章力がない」「学校で習ったから知っているでしょう」「演習で練習したからできるでしょう」「どうしてできないの」「どうしてわからないの」「AさんがBさんのものを盗った」。

　「そのことはわからないので、調べてきて明日説明します。そのほかにもわからないことはあります。調べてきますから質問してください。一緒に学びましょう」「学生がいなくなっても患者が一人でできるようになる援助を考えなさい」。

　本書にはこれまでに二種類のガイダンスの言葉を紹介しておいた。これは学生のレポートに書かれた「ガイダンスの言葉」である。本章ではガイダンスする者のあり方について考察する。Guidance は、案内、手引き、指図、補導、指導、ガイダンスなどと訳される。

1 ガイダンスする者のあり方

　教育において、ガイダンスの本来の意義は、すべての生徒に対して「人間性を尊重する。人格や能力の発達を保証する。社会適応していく助けを行なう。クラス内の人間関係を改善する。個性を伸ばす。社会性を育成する」などである。したがって、教授者のすべての言葉や行為は学習者にとってガイダンスである。

　ガイダンスを行なう者のあり方は、「学生を教育する秘訣は、彼・彼女を尊重するにあり」である。生徒の人間性の尊厳を考えれば、言葉も慎まれる。ルソー（1712-1778）は『エミール』[49]の冒頭で「万物をつ

くる者の手をはなれる時、すべてはよいものであるが、人間の手にうつるとすべてが悪くなる」と書いている。生徒を悪から守り、善へと導く、賢く、愛情深い教師のあり方を鰺坂二夫は次のように書いている。

　　子どもの悪を防ぎ、善と美の世界へ赴かしめる力は、けっして暴力ではなく、愛の力、真理の力であるべきであろう。その力は、まさに他者成就の悲願の慈悲力として、子供の肉体の痛みに訴えるのでなくして、その正しさに憧れる正義心の苦悩に訴えるであろう。それは自己憤怒や感傷でなくして、かえって我に死し、子供に生きる無我の世界への展望を示すであろう。意を尽くし、情を尽くし、なさざらんと欲してなさざる能わざるこの力は、かくして与えられる。力の行使には、深い愛と英知とを必要とする[50]。

（『教育原理Ⅲ・Ⅳ』鰺坂二夫　玉川大学出版部）

　ガイダンスは、教師が生徒に行なうものである。しかし、ガイダンスのあり方を問うて行けば、真にガイダンスを必要とする者は教師自身であることが明らかになる。「ガイダンスはまず自己みずからのガイダンスであり、我らが責め、あるいはただすべきは、自己ならぬ他者であるのでなく、まさに自己それ自身であることに切実な思いをいたさなければならない」（前掲書）。教授者がこの境地に立った時、初めてガイダンスの扉を開く鍵が与えられる。

　何度も教え、譬えを使って説明しても理解できない学習者に出会うことがある。その時こそ、ガイダンスの扉を開く鍵が必要である。己（おのれ）に死に、他者実現のために意を尽くし、情を尽くして英知を傾けなければならない。

　「責任を後輩と分け合ったら後輩が育つ」「ですます調をやめて、である調で書きなさい」「文章力をつけよう」「学校で習ったことを復習してみましょう」「演習で練習したことを試してみましょう」「初心者は自信がないものよ」「わからないことは聞いて確かめましょう」「ＡさんがＢさんのものを承諾なしに持ち去った」。

11章 ガイダンス

　ガイダンスする者は「否定文」や「理由を問う文」を使わずに「肯定文」や「促し」の文を使って説明する。ガイダンスされる者は、否定されると萎縮してしまう。理由を問われると弁解しなければならない。裁きの言葉には悲しみが湧く。しかし、肯定文や促しの文には、勇気が湧いてくるものである。事実を述べる文には立ち向かう希望が見える。ここに意と情を尽くした英知がある。

2 カウンセリングの三つの方法とガイダンスへの応用

　カウンセリングをわかりやすく何かに譬えるとすると、E・G・ホワイト（1827-1915）の文章が思い出される。「平地や山脈に一人ぼっちでそびえ立ち、そのたくましい力によって嵐をものともしない木からは、自分の力に頼っている姿を学ぶことができる」（『教育』）[51]。この言葉が示しているように、自分の力を信頼することは、人生の嵐を乗り切る上で大切である。

　英語にはself reliance（自己信頼）、self respect（自己尊重）、resource（対処能力）、self esteem（自尊心）などがある。人間が本来持っているこれらの能力を生かすことが、カウンセリングの目的である。（ただし、英語のprideとカタカナの「プライド」には「誇り」と「うぬぼれ」の二つの意味があるのでこれは使用しなかった。筆者は日本語の「自負」という言葉にも二つの意味が含まれると考えている）

　高い山の地中には大きな岩がある。カウンセラーの役目は、その木を支えることではなく、その木がしっかりと根を張るように支えることである。また、高い山の木々は互いに根を網のように張り巡らして支え合っている。それはクラスメイトとの学び合いや支え合いを象徴している。大きな岩、すなわち正しい知識や真理、確かな技術にしっかりと根を張ったならば、人生の嵐にも耐えうるようになるだろう。

1）来談者中心療法（非指示的療法）：カール・ロジャース（1902-1987）
　援助者が適切な条件を作ることができれば、相手に治療のプロセスが生ずる。その条件とは、①援助者が真実、純粋、自己一致、透明である。②相手に思いやりを持って関わる。独立した人格として大切にする。受容配慮、所有欲のない愛情が建設的な変容になる。③心を内側から理解する。感情の世界を感受性豊かに理解する。相手の体験の世界に敏感に身を投ずる。すると相手は深く自分の感情や態度を探り始める。自分の隠れた面を発見する。自分を大切にするようになる。自分自身に耳を傾けるようになる。自分に正直になる。自己否定から自己受容に移る。自分の体験を考えるようになる。自分の判断力や決断力を信頼するようになる。

2）ゲシュタルト療法（経験の全貌の発達）：
　　　　　　　　　　　　　フレデリック・パールズ（1893-1970）
　気づいていること＋現在＝現実。これがゲシュタルト療法の公式である。これは深層心理学とは対照的である。未来や過去へ逃げ込むことは出会いの進行を妨げる。自分自身を見出せる状況のすべてを取り上げ

---

conference room 11 創造力・応用力・表現力を向上する方法

　実習指導者は、学生に、創造力と応用力、そして表現力を期待している。しかし、これらの能力は、部活もせず、メールやゲームに興じ、予習も復習もしない一夜漬け学習してきた学生には欠如している。
　せっかく受け入れた学生なのだから「右手で躾けて左手で抱きしめる」ような教育をして育てる。基礎科目に「レポート・論文の書き方」の授業を設定して文章を書く練習をさせる。書き方を教えて30回も書かせると、文章の要領もつかめてくる。癌に転移という言葉がある。教育にも学習の転移という概念がある。学生が得た文章技術は、ほかの科目のレポートや実習記録、そして、上手な話し方にまで転移する。文章トレーニングは有用である。
　　　　　　　　　　　　　　　　　☞ p.108、p.126

る。「我と汝」「今、ここ」に現れてくる経験の全貌を発達させるものである。近代人は疎外され、多くの能力を見捨てたので、自分の存在に賭ける力が乏しい。患者のその力を回復することを目的とする。患者は自分を支え、周囲を操作するために使っていたエネルギーを、自己支持・自己自身の対処能力に依存する方法に使うようになる。この過程が成熟である。患者が、情緒的、知的、経済的に自分の足で立つことを習得すると、治療への欲求がなくなる。自己の存在の悪夢から目覚める。

「他者と過去は変えることができない。変えることのできるものは、自分と現在である」という言葉がある。

3) 論理情動療法：アルバート・エリス（1913-）

基本的前提は「①個人の生活にとって過去は致命的ではない。②その人自身が自分に影響を与える。③過去に教え込んだ人生観や価値観を今なおくり返し自分に教え込んでいる」の三つである。論理情動療法でも過去よりも現在に目を向けることを主にする。

ひとは面白くない体験をすると、嫌な行動だったと正常な発言をする。その次に、自分は価値のないだめな人間だと異常な発言をする。これは根も葉もない宗教のような教え込みである。嫌な行動だったという事実は変えることができない。しかし、「だめな人間だ」と信じ込んだことは変えることができる。ひとを変えるには行動が有効である。患者に具体的な宿題を出して、実践し、考え方を再検討する。こうして、自分の考え方に立ち向かい、疑問を投げかける。そして、自分自身のためにものを考えるように学習する。

(『グロリアと3人のセラピスト』[52] より)

彼は『性格は変えられない、それでも人生は変えられる』（ダイヤモンド社 2003）を著している。画家ゴーギャンは「我々はどこから来て、どこに居り、どこへ行くのか」という言葉をタヒチの人々を描いた絵に書き込んでいる。

3 ガイダンスの実例
1）注射が怖くて泣き出した女の子
　小児科の小さい子どもたちは注射が怖くて泣き出してしまう。言葉が理解できる子どもだったら「注射はチクッと痛いよ。だけど、みんな我慢できる痛さだよ。協力してね」と説明したら協力してもらえるだろう。黙って押さえ付けるのは良くない。ハイム・ギノットは次のような実例を書いている。

　　8歳の女の子が予防注射の順番が来て泣き出した。先生は恐怖心が原因だと悟った。先生「予防注射を受けるのが怖いのね」。生徒「うん」。先生「保健婦さんの所へ行かなくてすめばいいと思ってるのね」。生徒「うん。あたしこわいの」。先生「わかってるわ。先生が保健婦さんに手紙を書いて、あなたに特別優しくしてもらえるように頼んであげるわ」。
　　生徒は手紙を持って行き、赤く泣きはらした目に涙をためながら帰ってきた。先生「痛かったでしょ」。生徒「うん。初めはとても痛かったの。でも今は少しなおってきたわ」。
　　「この教師は、非常に適切な援助をしている。彼女は生徒の恐怖心をいいかげんにあしらったりせず（「あなたみたいな大きな子が、ちっぽけな注射ひとつをこわがるなんて」）。冷酷な論理を持ち出したり（あなた自身の健康のために必要なのよ」）、嘘をついて安心させたりもしなかった（「ぜんぜん痛くないんですよ。ちょっと引っ掻くのと同じですよ」）。それに代えて彼女がしたことは、相手の感情をはっきり認め、望んでいるものを理解してやり、助けとなる態度を示すことであった」。

　　　　　　　　　　　　　　　　　　　　　　　『先生と生徒の人間関係』[53]

2）「お迎えが来てほしい」
　看護学生は、死にたいという意味の「早くお迎えが来てほしい」と何度も言う高齢の患者に困っていた。「そんなこと言わないでください」「元気出してください」と学生は答えていた。しかし、その後、何度も

言われるので自分の言っていることに自信がなくなってきた。なんと答えたらいいのかわからなくなってしまった。

　この返答の「言わないで」は否定だったし、「元気出して」は指示だった。相手の思いを認めず、自分の考えや価値観を答えとして押しつけていた。だから対話ができなかったのである。この患者には非指示的方法の言葉で対話が可能となる。患者の感情を理解し、患者の望んでいることを認める。そして、共感して助けとなる態度を示す。答えは患者が見つけるように答える。

　「困りましたね」「つらいですね」「そのうち来てくれるわよ」「順番がきたらお迎えがあるんじゃないでしょうか」「……さんが来てくれるかしら」「いつ頃お迎えに来てもらえるかしら」「お迎えが来たら教えてくださいね」と共感の言葉を語りかける。

　患者は受け入れなければならないが受け入れられない複雑な心理があって、それを整理したいと思っていた可能性もある。患者の言葉にある本心が明らかになるような返答を考える。受容と共感の言葉によって解決の道が開かれる。

　ガイダンスのあり方を顧みると、2章の「実習で悪かった内容だけを評価されたであろう学生が思い浮かぶ。しかし、評価は生徒の成長発達という益のために行なわれる。教授者の一つひとつの言葉はガイダンスである。ガイダンスの言葉は、良かった内容を肯定的に評価し、そして改善点を付け加える。

レポート課題

（条件：原稿用紙、手書き、文字数400字）

1. ガイダンスを行なう者が気を付けるべきことについて、私の体験からの考察

12章 教育的感化

　教育方法という巨峰の頂上を目指して、一歩いっぽと登り続けてきた。読者はかなり疲れているだろう。京都市街の北東部にある848 mの比叡山では登山道の両脇に大木が茂っているので景色が見えにくい。だから、登山者はどの辺りまで登ったかわかりにくい。大雨で崖崩れがあったり、毒蛇のマムシがいたりする。登る途中では、ついつい足下に目を向けがちになる。比叡山では、ケーブルカー駅がある700 m付近まで登ると視界が開けて市街を一望できる。一休みして元気を取り戻そう。

　本書も歩を止めて麓を見渡してみよう。足跡をたどってみるとこれまでに、設計、実践、評価、事前評価、教育方法の基礎、文章指導、添削指導、文章作法、労作教育、プロジェクト、ガイダンスと、11合目まで登った。ここまで来ると、最高峰が見えてくる。本書の「教育方法」の終章は教育的感化である。

　この教育的感化の霊峰はとてつもなく高い。しかし、雲から突き出して天空にそびえている峰は、大地に足を置く我々の内部には存在しない、もっと優れた教育方法を指しているように思われる。

1 教育的感化

　人や物事への影響を感化（influence）という。感化は、教師と生徒の人間関係の領域においても作用する。本章では、教育という分野における感化を教育的感化という。我々が感化の価値を見出すならば、教育方法の中に感化という秀峰が見えてくるだろう。

12章 教育的感化

1）感化の表面的な意味

　一般的に、感化とは、他者から何らかの影響を受けて我々の心や行動が変わったり、また我々が他者に影響を与えたりすることである。この場合、言葉遣いや行動など望ましい要素だけが感化されるのではなく、望ましくない要素も感化される。また、ここから悪い見本すなわち反面価値や反面教師と言われる、見習ってはならない教訓を得る。模倣や共感において、我々は常に感化を受けているし、感化を与えている。

　京都大学の教授であった正木正(まさきまさし)(1905-1959)は、1960年刊行『道徳教育の研究』[54]（第三部　感化の教育心理学的構造――教育的人間関係の論究――）で、感化の一般的な理解は表面的に限定されるようであると述べている。

> 「個人は気づくことなしに、おのずから、周囲の言葉、行為、感情の仕方に化せられるのである。教育の現場において、こころある教師が次のように語る。『自分の姿が子どもに反映するので、驚きかつ心を寒くするのである』と。……これらの現象は社会心理学の問題として、模倣、感染、同一化、感情転移などの概念で説明されることもできよう。このような変化をパーソナリティの形式化（patterning）とよぶ。……しかし、この概念はあまりに表面的のものに限定されるようである」
>
> （前掲書 p.139）。

2）感化は人間関係の一状態

　正木正は感化について「ここでは、教育的実践のうちにおいて、教育者、被教育者がともに、その直接的体験において、自己の成長が可能になったという、または、その可能性の根拠を得たという人間関係の一様相を指すことにする」（前掲書 p.123）と定義している。彼によれば、感化は人間関係の一つの状態（様相）である。彼によると、感化が生じる時の人間関係は次の4様相からなっている。

(1) 感化は単に意識の周辺における人間交渉では生成するものではなく、内部の深い中核的領域で生ずるものである。それは肝に銘ずる、魂に触れる、心の底を打つ、などの体験として表現される。
(2) 感化の内実は外部から植えつけられるものでもなく、外部の意図や行動型そのままのものでもない。また、情報的知識が感化の内容をなすものでもない。感化が生ずる地盤は、自己の自己に対する直接関係のうちにあり、己が己において肯定し、否定する関係にある。心理学的には、ego-insight（自己洞察）ego-perception（自己知覚）の変化過程として生ずるうちにある。
(3) 感化においては、いつもこの世において充たさるべき、自己の存在の価値、Existentialwert が含まれている。この価値こそ、ひとごとのものでなく、まさに、直接、己のことがらである。この世における己の現存在が賭けられている価値である。感化において体験される心理的事象、すなわち、力、慰め、信頼、勇気、平和、幸福、というごときは、現存在としての価値への可能性が感得されて生ずる心理的反映ということができよう。
(4) 従って、感化の内実はステレオタイプのものではなく、きわめて個性的であり、ユニークであり、パーソナリティの全体構造の確信として、人間成長、とくに、内面的歴史の形成を担うものである。

(前掲書 p.123-124)

これは、次の四つに要約できる。
① 「肝に銘ず、心を打つ」は日常的な人間関係の中で体験する。

---

conference room 12　道徳・倫理の改善方法

生命倫理学は特殊な学問である。看護学生にはもっと基礎的な道徳や倫理を解説した教科書が必要である。准看護科には「看護と倫理」という科目がある。筆者は講義を依頼されたので、教科書があるか探したが適切なものがなかった。

「自分がされて嫌なことは人にしない。自分がしてほしいことを人にする」の二つを調和した倫理が黄金律である。黄金律を基礎にして、人格の物件化と疎外や差別の克服、看護業務倫理、実習倫理、生命倫理などで、『看護学生のための倫理学』（金芳堂刊 2003）を作った。教科書として採用されている。　　　　　　　　　　　　　　　　　　　　☞ p.120

12章 教育的感化

② 「自己洞察」は問題解決学習と教授者との人間関係で体験する。
③ 「自己の存在価値」は、実存哲学・教育学の世界で満たされる。
④ 「感化」は個性的な人格の形成を担う。

これらの四つについて、正木正は「人間関係の交渉の直接性において、感化は共感、暗示、模倣と共通している。しかし、感化はその深さと、個性的と、自己洞察性と、価値志向性において、これを超越しているのである」と述べている（前掲書 p.125）。また感化は、無意識的でもあり、意識的・自覚的でもある。

（1）感化の第1の状態—心を打つ

筆者は『看護学生のための教育学』[55]（筆者著　金芳堂刊）の 16 章（教育的感化）で、学生に感化についてのレポートを求めている。すると「感化されることはあっても、他者に感化を及ぼしているとは考えたことがない」と書く学習者がいた。このような学習者の実習では、患者から感化を受けるだけで患者に感化を及ぼすことは少ないだろう。実習が成功するかどうかは、どれほど患者に感化を及ぼすことができるかにかかっている。学習者は、表面的ではあっても、共感や模倣、感情移入といった感化を理解していなければ、良い実習をすることはできない。

正木正は感化による変化を条件付けるものとして、学習者の人格の成熟を挙げている。青年期の自我の発見とその進展によって新しい世界の展望が開ける。だから、教授者は、未熟な学生に成熟を促す必要がある。4 章で研究したように、学習者には、質問の改善・無知の自覚・文章苦手の克服が先立つ必要がある。

ところで、教授者の成熟についてはどうであろうか。確かに、教授者が成熟していれば、教育的な感化が自然に成立すると考えられる。本書の p.54 には「相互成就の世界に、若くて経験の少ない教師や実習指導者でも学習者から尊敬される教育方法を実践する道が開かれている」と書いた。本書の教育観は、感化の立場で綴っている。ここでは、教授者の成熟が感化の条件となると考えられるが、絶対条件という立場ではな

い。年齢が増し経験の多い教師や実習指導者であっても、部署の異動や担当の変更があれば、若い人と同様な初めての教育経験をするだろう。その場合、学習者に知識を与え技術を伝える教育において、権威主義的・注入的行為ではなく、他者実現・相互成就の教育である時に、学習者から尊敬される道が開かれる。教授者の真摯な姿を見る時に学習者はもっと学ぼうとするだろう。学生に理想の人間像のレポートを求めると、「〇先生が理想である。とても尊敬している」と書くことがある。これが「心を打つ」感化の第1の状態である。

(2) 感化の第2の状態―自己洞察・自己受容

　教授者の成熟した態度や習熟した技術は学習者に感化を及ぼす。学習者は、「わかった」という洞察が深まる。自己意識の変化が自己洞察である。洞察は問題解決の過程の中で「ああ、わかったという体験」で示される。文章を書くことについて劣等感というほどの苦手意識を抱いている学生がいる。筆者はレポートの書き方を指導する。1文は40字、読点を1個、である体で書く、3段落で書くなどを習って練習すると、劣等感は癒されていく。卒業時には自己洞察を深めて卒業していく。

　もう一つは「自我の受容」である。学習者は、教授者による共感や受容によって、自己洞察が深まり自己受容が進む。その結果、新しい知識や技術が習得される。これが感化の第2の状態である。

　しかし、正木正は、カール・ロジャースの非指示的療法には「そこ（治療）に生じる価値意識は、なお患者自身が生活史的に背負ってきている価値系列から選択して生じていると考えられる。そこに、私は非指示的療法のもつ一つの限界を考えたい」（前掲書 p.146）と、一つの限界があると指摘している。この限界を克服する方法は、クライエントの中にはない新しい価値の教育である。この新しい価値は教育によって与えられる。したがって、この限界を克服する価値を与える教育は指示的である。

12章　教育的感化

（3）感化の第3の状態―自己の存在価値
①広い教育の庭
　「教育学」を意味する英語には education と pedagogy がある。この pedagogy が正式な用語とされている。ラテン語のエデュカーレを語源とする教育 education は「引き出す」という意味である。この立場では、教育は学習者の生活史の中から教授者がその能力を引き出す非指示的な行為であり、能力そのものには限りがあるから教育の可能性に限界がある。反対に、ギリシア語のパイダゴギゲーを語源とする教育 pedagogy は「子どもを導く技術」である。この立場では、教育は学習者が自己自身にない能力や価値を外部から取り入れることである。同時に、教授者が外部から新しい能力や価値を与える指示的な行為であり、教育の可能性に限界がない。

　感化の第3の状態である自己の存在価値は、実存哲学や教育学の世界で与えられることによって満たされる。正木正が書いているように、広い教育の庭が必要である。この庭で、学習者は、フランクルの苦難の意味付けと態度価値から自己の存在価値を見つけることができる。

　正木正教授は結核で若くして世を去ったが、フランクルのドイツ語の著書を読んで「態度価値」と「苦難の意味付け」を見つけていた。日本語初版は『夜と霧』が 1957 年、『死と愛』が 1961 年である。

②フランクルの苦難の意味付けと態度価値
　1940 年から 1945 年までの第二次世界大戦中、ナチスドイツのヒットラーのいわゆる「夜と霧」命令によって 600 万人以上のユダヤ人が強制収容所で殺された。ユダヤ人で精神科の医師の V・E・フランクル（1905-1997）は、アウシュヴィッツに強制収容されたが、奇跡的に生還した。そして、その体験を記録したのが『夜と霧』[56]（原題「強制収容所における一心理学者の体験」）である。

　まず「苦悩の冠」の章で、苦悩も意味を持つことと、苦難と死について述べている。「創造的及び享受的生活ばかりが意味をもっているわけ

ではなく、生命そのものが一つの意味をもっているなら、苦悩もまた一つ意味をもっているに違いない。苦悩が生命に何らかの形で属しているなら運命も死もそうである。苦難と死は人間の実存を始めて一つの全体にするのである」（前掲書 p.168）。

　第二次世界大戦の末期、1945年5月の終戦・解放が近づいていたにも拘わらず、アウシュヴィッツ収容所には情報が全く届かなかった。それまでは何度か解放の噂があったが実現しなかった。それだけに彼らはいっそう絶望状態であった。落胆と失望は生命力を失わせる。「1944年のクリスマスと1945年の新年との間にわれわれは収容所では未だかつてなかった程の大量の死亡者が出ているのである」（前掲書 p.181）と書いている。病死や自殺によって命が一つまたひとつと消えていった。その年の春、精神科医であるフランクルは、希望をもてるように「如何にしてこの自己崩壊による次の犠牲を防ぐことができるかについて若干の説明を聞きたい」（前掲書 p.188）と仲間たちから頼まれた。

　このことは「絶望との闘い」の章に書いている。彼は「私を殺さないものは私を一層強くさせる」（前掲書 p.189）とニーチェの言葉を引用して話し始めた。しかし、「もはや人生から何ものも期待できない」（前掲書 p.181）状態だった。しかし、彼は「人生は彼等からまだあるものを期待している。すなわち人生におけるあるものが未来において彼等を待っている」と言った。彼らには収容所の外に愛する家族がいた。生きる意味があった。だが、その家族もほとんどすでに殺されていた。そのような状態でも生きる意味があったのであろうか。彼らは人生に期待するものはすでに何も無かった。それでは、彼らに、人生が期待していたものとは何だったのだろうか。彼は「誰かが、失望しないこと、誇らしげに死ぬことを期待しているのだ。苦悩と死は犠牲の意味に満ちている」（前掲書 p.191）と語った。

12章　教育的感化

「この究極の意味をこの収容所バラックの生活に与え、また今の見込みのない状況に与えることが、私の語ろうと努めたことであった。
　この努力がその目的に達したことを私はまもなく体験した。まもなく電灯がわれわれのバラックの梁にともった。そして私は目に涙をためて自分に…感謝をいうために…よろめき近よってくる仲間のみすぼらしい姿を見たのである。
　　　　（『夜と霧』─ドイツ強制収容所の体験記録─Ｖ・Ｅ・フランクル）

　彼は、誰かに期待されているという意味を付け、また苦悩と死に犠牲の意味を付けることによって、仲間が希望を持つことに成功した。これが苦難を克服する一つの方法である。

③学生の苦難の意味

　筆者は『看護学生のための教育学』（金芳堂刊）13章で「あなたの苦難とその意味について考察しなさい」というレポートを求めている。すると、学力が低いので勉強についていくのが苦難、大学に進学した友達は部活・旅行とエンジョイしているのに自分は遅くまで課題・実習に追われていて苦難、家庭の事情に苦難、経済的に苦難、病気をしているので苦難、対人関係が苦手なので苦難など、様々な苦難の体験が書かれる。多くの学生は苦難に立ち向かっている。そして態度価値が実現されている。これらの苦難の意味は、同じような立場にある人の気持ちを理解し寄り添って、患者の感情に共感できることである。この意味を見つけた時に、苦難（病気）にある人を助けるという看護を実践する道が開かれる。

　ピアノを弾けない人はピアノの弾き方を教えることはできない。泳げない人は泳ぎ方を教えることができない。同じように自己自身の苦難の意味を見つけることができない人は、他者の苦難の意味を見つけることができないので、苦難にある人を助けることができない。

　人間は大なり小なりに苦難を体験する。しかし、苦難の体験をするとすぐにその意味を発見できる人は少ないだろう。自己の存在価値はその人自身がすぐに見出せるものではなく、計り知れぬほどの深い苦悩のう

ちに練られて得られるものか、あるいは教育によって与えられる性質のものである。筆者は5歳の時に重症筋無力症を発症して以来、治療して生き延びてきた。しかし、苦難という言葉さえ知らず、さらにその意味を考えることもできなかった。フランクルの著書によって初めて知った。筆者の苦難の意味は「病気をすると他者を思いやるようになる。心が優しくなって苦しみにも強くなれる」[57]である。自己の存在価値を発見し確認する場所が、教育学や実存哲学の世界にある。体験の中に苦難の意味付けができた時に自己の存在価値は発見される。

④フランクルの態度価値

フランクルの『死と愛』[58]によれば、態度価値とは、人が運命として受け入れるよりほかに方法がない場面で、耐え、十字架として担う態度である。苦悩における勇気や、失敗における品位などである。死は生命（人生）に属するもの、生命（人生）の一部分である。

> 手術不能で重篤な脊髄腫瘍のために入院していた青年は、勇敢に彼の苦悩に耐えていた。死の前日に……彼はそれを予見したのであるが、……彼は当直の医師が彼に適時にモルヒネの注射をすることを委託されているのを知った。さてこの患者はその時何をしたであろうか。この医師が午後の回診に来た時に患者は注射をすでに夕方してくれるよう頼んだ…医師が彼のために夜起こされなくてもよいためであった。（前掲書 p.55）

> 苦悩に満ちているということは人間にとっては満ち足りていないということではない。反対に人間は苦悩の中に成熟し、苦悩において成長するのであり、恋の成功が彼に与えたであろうものよりも多くのものを苦悩は人間に与えたのである。……人間は多様な意味において楽しみのために地上に在るのではなく、また快感は人間の生命に意味を与えることがないのである（前掲書 p.122）。

> 苦悩は人間を無感動に対して、即ち心理的凝固に対して、護ってくれるのである。我々が苦悩する限り、我々は心理的に生き生きとしているのである。また更に我々は苦悩において成熟し、苦悩において成長するのであり、苦悩は我々をより豊かに且つ強力にしてくれるものである。（前掲書 p.125）

死や苦悩は人生の一部であるから創造的価値、体験価値に加え、苦悩の中で態度価値も実現される。態度価値は苦難に意味を見つけた時に実現される。そして態度価値がもっとも我々の人格を生き生きと成長させてくれる。苦難に意味を見つけ、態度価値を実現するのが感化の第3の状態である。

2 感化の第4の状態―人格の完成

「心を打つ」に始まり「自己洞察と自己知覚」の変革、そして「自己の存在価値」の確認が進むと、人格が成長する。感化の人間関係の第4の状態は人格の成長である。この人格は、本書5章に書いた「自ら思考し・判断し・行動し・責任を取る自律的人間としての個性」である。また、人格の成長は、真・善・美・聖、そして、健康と経済の価値が調和した全人的人間の完成を目指す。

さて、本章の冒頭に「この教育的感化の霊峰はとてつもなく高い。しかし、雲から突き出して天空にそびえている峰は、大地に足を置く我々の内部には存在しない、もっと高い教育方法を指しているように思われる」と書いた。我々には霊峰へと続く二つの道が見える。一つは、これまでにたどってきた西洋的教育学と、もう一つは東洋的教育学である。

1）西洋的教育学の人格の完成

西洋的教育学の道を選ぶと、そこでは絶対者との対話がある。この世界で、神格は人格となり、動物としての人間は人格となる。

（1）神（創造者）対個人（被創造者）の対話

ユダヤ教において神は創造者であり、人間は被造者である。BC1500年頃モーセの時代においてすでに、イスラエルの神は、民全体に関わる神でありながら、他方、個人に対して「汝よ」と第二人称単数形で語りかけ、個人から応答を求める神であった。「あなたは…」と語りかける神は、人格を備えていた。20世紀になって、人間はより明確に個人

であることが要求された。ユダヤ人マルチン・ブーバー Martin Buber (1878-1965) は次のように書いている。

> この（神の）言葉を語り、この言葉が語りかけられる者が、正しい意味において「人格」である。……その言葉は人間に対して人格から人格へと語りかられる。神が人間に語り得るためには人格とならねばならない。しかし人間に語り得るためには、神は人間をまた真の人格としなければならない。この人間の人格はこの言葉を聞くだけではなく、応答し、嘆き、訴え、さばきのことで神と論じ争い、神の前にうなだれ、また祈るのである。すべてのイスラエルの預言者の中でエレミヤだけがこのような大胆なまた信仰深い対話を神と交わしたのであって、それは絶対的に上位の者と絶対的に下位の者とがする対話であり、その場において人間は人格となるのである[59]。
>
> 『預言者の信仰』Ⅱみすず書房 1968 p.93

(2) ブーバーの『我と汝・対話』

マルチン・ブーバーの『我と汝・対話』[60]は難解な書の一つである。筆者が理解し得た部分を紹介する。「根源語のうちのひとつは待遇語・我－汝（Ich-Do）である。もうひとつの根源語は待遇語・我－それ（Ich-Es）であり、この場合には、それを彼（Er）あるいは彼女（Sie）のいずれかで置き換えても、その意味するところには変わりがない」（前掲書 p.5)。編者注：ブーバーは「それ」という言葉を「物」という意味で用いている。「対象物とは…関係の欠如…である」（前掲書 p.20）。「愛は我と汝との間に存在するのである」（前掲書 p.22）。「人間は汝との関わりにおいて我となる」（前掲書 p.40）。「きみよ、それなくしては、人間は生きることができない。だが、「それ」とともにのみ生きる者は、人間ではない」（前掲書 p.49）。「人格は他のさまざまな人格の関係のなかへ歩みいることによって発現する」（前掲書 p.84）。「このようにして他者と結びつけられている者だけが、神との出会いにふさわしい状態に達しているのだ。なぜならこのような人間だけが、神の現実にたいし

て人間の現実というものをさし出すことができるからである」(前掲書 p.139)。

西洋的教育学の道では、教授者は、神格との対話によって人格となる。人格となった教授者は、対話を通して教育愛を伝えて学習者を人格とする。西洋的教育学では絶対者の存在を想定する。そのために、教授者が権威主義に陥りやすい。絶対者を受け入れない人々にはこの道が選択されないという二つの特徴がある。

2）東洋的教育学（仏教）の人格の完成

東洋的教育学の道を選ぶと、そこでは完全無我との対話がある。この世界で、人間は無我となり、動物としての人間は仏となる。仏教は実践哲学である。仏教思想では絶対者が存在しない。絶対者を想定しない立場の人々のために、仏教思想を背景とする東洋的教育学に、教育的感化という霊峰への道は開かれている。

(1) 仏性に帰還することが教育目的

仏教教育の目的は学習者が無我を確立して仏性に帰還することである。竹内明は『仏教と教育』[61]で次のように書いている。「仏教は、人間をして、真理に目覚め、自己の内なるものを自覚し、根源的な自己自身たる仏性に帰還することを説くのであって、仏教教育はその実践体系といえよう」。この仏性の意味は、無私の完全無我・完全自己実現である。

(2) 仏教の唯識思想

仏教に唯識思想がある。第6識は人間の五感による意識、第7識は人間の無意識の意識、8識は人類歴史で蓄積した意識、9識が宇宙意識である。

第6識：分別知（理性）。自己意識。五感（視覚・聴覚・嗅覚・味覚・触覚）。

第7識：無意識的自己意識。潜在意識。未那識（まなしき）

第8識：人類歴史の根源的意識。遺伝的意識。阿頼耶識（あらやしき）
第9識：仏性。真実の自己。無我。公性。純粋生命。宇宙意識。自己と他者がない。完全自己実現

竹内明はこの唯識思想を次のように書いている。

> 仏教において、自己意識は眼・耳・鼻・舌・身の五感に基づく概念的認識作用としての分別知であって、ことに、その唯識思想では、これを第6識といい、更に、自己存在を立体的に掘り下げ、自我よりも広く深いその奥底に無意識的な自己意識ともいうべき未那識を措定し、更にその未那識は人間の過去の歴史の蓄積した根源的な意識としての阿頼耶識に基づいている、とする。あたかも、大海に浮ぶ流氷のごとく、意識のもとにあって人間の心を支える無意識の領域が考えられているのであるが、仏教では更にその内面的自覚の極、無意識的な心の深層に真実の自己、いわゆる仏性を想定する。それは、もとより自己存在の究極であり、私性の極まりであるが、また、自己意識を超え、文字通り無我であるという点で公性の極まりでもある。それは、自己があらゆる世界と繋がり合う開かれた自己、否、我と汝、個別性と関係性、善悪相対の倫理的次元をも越えた、自己も他者もない、形を離れた純粋生命といえよう。

『仏教と教育』（前掲書 p.192）

東洋的教育学においては、仏性という完全人格の完成への道が開かれている。ここにおいては西洋的な教育にある教授者が権威主義に陥りやすいという欠点が克服される。しかし、教授者と学習者の人格と人格の関係性が見えないのが欠点である。

(3) 自己抑制、薫習＝感化

仏教教育も自己実現を目的とする。「仏教の教育は、自己存在の深層の果てに内在する真実の自己に目覚め、行的にこれを開発し、自己実現を遂げるものであった」（前掲書 p.194）。

この自己実現は、下の段階を肯定しながら積みあがるアブラハム・H・マズロー（1908-1970）の自己実現[62]（基本的欲求・安全の欲求・所属と愛の欲求・承認の欲求・自己実現の欲求）とは全く正反対のもので、

自己を否定してさらにそれを否定して人間の内なるものの深遠に至ろうとする。自己否定の否定は大肯定に至るとする。これが完全自己実現である。

　仏教において完全自己実現に至る道は自己抑制である。6、7、8識という私性は自己抑制によって、仏性という公性に移る。「自己抑制による人間の再生を説く仏教教育の今日的意義がある」(前掲書p.195)。また、感化と同じ意味の薫習(くんじゅう)といわれる自己抑制がある。薫習は、物に香が移り沁むように、あるものが習慣的に働きかけることにより、他に影響や作用を植えつけることをいう。「行動を慎み、言葉を正して身・口の浄化に努めなくてはならない。善きも悪しきも衣服に香がしみ込むように自己の心の根本に燻発(くんぱつ)し、その性(しょう)を移すとされるのであり、これを「薫習」という」(前掲書p.193)。

3) 西洋的な教育と東洋的な教育の止揚

　西洋的な教育では、人々は個人であることと独立した人格であることを求められる。子どもたちは早くから自己主張し自我を確立するように教育される。人文主義(教会・神中心の世界観から人間の尊厳を確立)、ルネッサンス(神中心の中世文化から人間中心の近代文化への転換)にあるように個人はより独立した人格であるように求められる。道徳においては積極的で肯定的な「自分がしてほしいことを人にする」を黄金律としている。これは、された人が迷惑という場合があるので、自己中心的である。

　東洋的な教育では、我を取り去り仏性という人格を確立するように教育される。個人であること、人格であること、自己主張することは控えられる。道徳においては消極的で否定的な「自分にされて嫌なことは人にしない」を基準にしている。これは他者への迷惑に対する配慮があるのだが、積極的肯定的な関わりが欠如している。

　西洋の教育は天の方向(神)を目指すのに対して、東洋の教育は地の

方向（仏性）を目指す。上の方向には、基本的欲求・安全と保護の欲求・愛と所属の欲求・自己と他者の尊重の欲求・自己実現の5段階がある。下の方向には、唯識思想の6識：五感・7識：潜在意識・8識：根源意識・9識：完全自己実現がある。

　霊峰の頂上では、西洋の教育学と東洋の教育学が出会う。ここに至って、教授者は権威主義にならずに他者との対話が為されて、両者の欠点が克服される。これは次のように考えることができる。

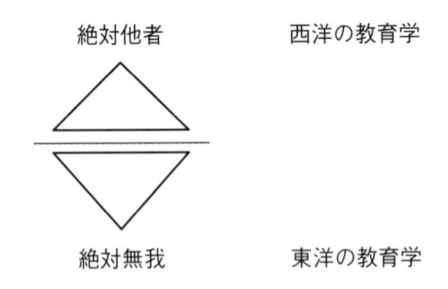

```
     絶対他者         西洋の教育学
        ▽
        △
     絶対無我         東洋の教育学
```

　天空にそびえている峻厳な峰は大地に堅く立っている。これは無我の行為者が他者実現愛を実践している姿にも見える。これを西洋の教育と東洋の教育の止揚と見ることができないであろうか。

4）教育的感化の人間関係の完成

　本章の終わりに、筆者の考える教育的感化の人間関係の完成の姿をペスタロッチの著作集から紹介して結びとする。1789年のフランス革命はスイスにも波及した。スイス国内でも革命戦争が起こり、多くの子どもたちが親を失った。ペスタロッチは革命政府の要請により、1798年、スタンツに赴いて半年間、この子どもたちの世話をし、教育を実践した。その時の手紙である。

12章 教育的感化

　わたしは彼らとともに泣き、彼らとともに笑った。彼らは世界も忘れ、シュタンツも忘れて、わたしとともにおり、わたしは彼らとともにおった。彼らの食べ物はわたしの食べ物であり、彼らの飲み物はわたしの飲み物だった。わたしは何ものももたなかった。わたしはわたしの周囲に家庭ももたず、友もなく、召使もなく、ただ彼らだけをもっていた。彼らが達者なときもわたしは彼らのなかにいたが、彼らが病気のときもわたしは彼らのそばにいた。わたしは彼らの真ん中にはいって寝た。夜はわたしが一番後で床に就き、朝は一番早く起きた。わたしは彼らの寝つくまで床のなかで彼らとともに祈ったり、教えたりしたが、彼らはそうしてもらいたかった。終始一貫病気伝染のひどい危険に曝されながら、わたしは彼らの着物や身体のほとんどうすることもできない不潔をみてやった。

　　　　　（『ペスタロッチ全集』[63] 第7巻「シュタンツだより」平凡社 1960）

　このような教育的感化の人間関係の形成には、教師の努力と研鑽、生徒に対する限りない無我の精神を必要とする。ディルタイ Wilhelm Dilthey（1833-1911）は次のように述べている。

　　Man bemerkt, daβ die Anziehungskraft, die ein Mensch auf andere ausübt, durch die Art, wie er sich hingibt, bedingt ist.* Impulsive Naturen allein üben eine solche Macht[64]．
　「我々は、一人の人がほかの人に及ぼす感化は、その人がどのように自己を犠牲にするか、その犠牲のしかたが前提とされるということに気付く。感性の豊かな人だけが、そのような感化の力を養う*」（筆者訳）。

　ディルタイは「*」について欄外で、ソクラテス、プラトン、ペスタロッチ、フレーベルの名を挙げている。教育的感化の人間関係は、他者実現愛によって完成する。

レポート課題

　（条件：原稿用紙、手書き、文字数 400 字）

　1. 感化され感化した私の体験についての考察

引用文献

- p.1 1) 『第6巻 倫理学・教育学論集』ディルタイ 法政大学出版局 2008 p.491
- p.1 2) 『教育原理第一部Ⅰ・Ⅱ』鰺坂二夫 玉川大学通信教育部 1981 p.50
- p.6 3) 『小学校学習指導要領』文部科学省 東京書籍 2008 pp.175-179
- p.14 4) 『授業を変える』米国学術研究推進会議編 北大路書房 2006 p.18
- p.19 5) 『看護学生のためのレポート・論文の書き方』髙谷修 金芳堂 2011
- p.22 6) 『児童心理学Ⅲ・Ⅳ』玉川大学通信教育部 1979 p.219
  P.M. Symonds:"Some basic concepts in parent-child relationships", Amer. J. Psychol. Vol.50. pp195-206, 1937;"The psychology of parent-child relationship", 1939
- p.24 7) 『教育評価』梶田叡一 有斐閣双書 2004 p.48
- p.27 8) Edward. L. Thorndike "The Nature, Purposes and General Methods of Measurements Educational Products" "The Seventeenth Yearbook of the National Society for the Study of Education Part Ⅱ The Measurement of Educational Products" 1918 p.16 京都大学教育学部図書館蔵
- p.27 9) Edward L. Thorndike "An Introduction to the Theory of Mental and Social measurements" New York The science Press 1904 p.22 佛教大学図書館蔵（Any mental trait in any individual is a variable quantity.）
- p.27 10) Edward L. Thorndike "An Introduction to the Theory of Mental and Social measurements" New York The science Press 1904 p.97（The difference between any two amounts of same kind of fact may be measured.）
- p.28 11) 『ペスタロッチ全集』第7巻「白鳥の歌」ペスタロッチ 平凡社 1960 p.89
- p.28 12) 『母のための教育学』小原國芳 玉川大学出版部 1982 p.87
- p.32 13) 『教育原理第一部Ⅲ・Ⅳ』鰺坂二夫 玉川大学通信教育部 1978 p.250 に引用されているが、出典の記述がなかった。検索したが不詳。
- p.33 14) 『教育原理第一部Ⅲ・Ⅳ』鰺坂二夫 玉川大学通信教育部 1978 p.251
- p.38 15) 『世界の名著』「ソクラテスの弁明」プラトン 中央公論 1993 p.469-458
- p.41 16) Joseph luft, Group Processes; An Introduction to Group Dynamics. Palo Alto, CA: National Press Books. P.10. Of Human Introduction.1969 もある。

『人間関係トレーニング』津村俊充他 ナカニシヤ出版 2008 p.62

p.45 17)『教育アンケート調査年鑑』創育社 2005年・上 p.449
p.45 18)『教育アンケート調査年鑑』創育社 2009年版下 p.119
p.49 19)『エミール』J・ルソー 岩波文庫 2001 pp.18-125
p.54 20)『教育原理第一部Ⅰ・Ⅱ』鰺坂二夫 玉川大学通信教育部 1981 p.19
p.55 21)『愛するということ』E・フロム 紀伊国屋書店 1981 p.35
p.55 22)『愛のなりたち』H・F・ハーロウ ミネルヴァ書房 1978 pp.34-38
p.56 23) Edward T. Hall, The Hidden Dimension（New York: Doubleday & Co., Inc.,1966）『POSと看護計画』メヂカルフレンド社 1980 p.246 より引用 "The Silent Language" 邦訳『沈黙のことば』南雲堂 1966 がある。
p.57 24)『宗教哲学』波多野精一 岩波書店 1935 p.210
p.57 25)『河出世界文学全集』15 イプセン「人形の家」河出書房新社 1989 参照
p.57 26)『饗宴』プラトン 岩波文庫 2010 参照
p.59 27)『教育原理第一部Ⅰ・Ⅱ』鰺坂二夫 玉川大学通信教育部 1981 p.50
p.60 28)『聖書』（口語訳）日本聖書協会「マタイによる福音書」第25章24節 p.42
p.60 29)『看護学生のためのレポート・論文の書き方』髙谷修 金芳堂 2011
p.66 30)『日本語の特質』金田一春彦 日本放送協会 1999 p.202
p.66 31)『it（それ）と呼ばれた子』ディブ・ペルザー ソニーマガジンズ 2003
p.66 32)『道徳形而上学原論』カント 岩波文庫 2001 p.104
p.67 33)『純粋理性批判』カント 岩波文庫 2001 下 p.108
p.68 34)『美的教育』―西洋の教育思想9― シラー 浜田正秀訳 1982 pp.25-27
p.69 35)『官報』独立行政法人国立印刷局 2010年11月30日（号外第250号）
p.87 36)『日本古典全集 第一回 芭蕉全集 後編』興謝野寛編 日本古典全集刊行会 1926 p.243
p.91 37)『差別語・婉曲語を知る英和辞典』ナイジェル・リーズ 明石書店 1996 p.66
p.92 38)『人間科学 研究法ハンドブック』ナカニシヤ出版 2007 p.33
p.92 39)『現代文の書き方』扇谷正造 講談社現代新書 1981 p.17
p.95 40)『型』（叢書・身体の思想2）源了圓 創文社 1992 p.253
p.96 41)『校本 芭蕉全集 第九巻』井本農一他 角川書店 1967 p.382
p.102 42)『労作学校の概念』ケルヒェンシュタイナー 玉川大学出版部 1978 pp.21-121

p.103 **43)**　『小原全集⑪ 玉川塾の教育』小原國芳 玉川大学出版部 1978 pp.252-253
p.106 **44)**　『教育方法学』長岡文雄 仏教大学通信教育部 1988 p.24
　　　　　William heard Kilpatrick: The Project Method, The Use of the Purposeful Act in the Educative Process.1918 New York. 京都府立図書館蔵
　　　　　『全我活動の教育』松濤泰巖 教育究研會 1922 p.1 に上記の出典
p.111 **45)**　『教育方法』西之園晴夫編 佛教大学通信教育部 2008 p.150
p.111 **46)**　『論語』吉田公平訳 2000 p.97
p.111 **47)**　『聖書』(口語訳) 日本聖書協会 2010「マタイによる福音書」第7章12節
p.111 **48)**　『宗教教育論』小原國芳 玉川大学出版部 1982 p.196
p.117 **49)**　『エミール』J・ルソー 岩波文庫 2001 p.23
p.118 **50)**　『教育原理第一部Ⅲ・Ⅳ』鯵坂二夫 玉川大学通信教育部 1978 pp.268-269
p.119 **51)**　『教育』E・G・ホワイト 福音社 1963 p.128
p.121 **52)**　『グロリアと3人のセラピスト』日本・精神技術研究所 1990
p.122 **53)**　『先生と生徒の人間関係』ハイム・ギノット サイマル出版会 1983 p.51
p.125 **54)**　『道徳教育の研究』正木正選集刊行会 金子書房 1961 p.139
p.127 **55)**　『看護学生のための教育学』髙谷修 金芳堂 2009 p.167
p.129 **56)**　『夜と霧』フランクル みすず書房 1993 pp.168-192
p.132 **57)**　『看護学生のための教育学』髙谷修 2009 p.144
p.132 **58)**　『死と愛』フランクル みすず書房 1998 pp.55-125
p.134 **59)**　『ブーバー著作集』7 ブーバー「預言者の信仰」みすず書房 1968 p.93
p.134 **60)**　『我と汝・対話』ブーバー みすず書房 1999 p.9
p.135 **61)**　『仏教と教育』竹内明 仏教大学通信教育部 1985 p.193
p.136 **62)**　『人間性の心理学』マズロー 産業能率大学出版部 1987 pp.56-72
p.139 **63)**　『ペスタロッチ全集』第7巻「シュタンツだより」平凡社 1960 p.14
p.139 **64)**　Wilhelm Dilthey Gesammelte Schriften Ⅸ, Pädagogik, B.G.Teubner verlagsgesellschaft 1974 p.201
p.148 **65)**　『看護教育』医学書院 2007 8月号 pp.657-658
　　　　　『「気づき」の力』柳田邦男 新潮社 2008 　pp.13-21

付録・資料：添削用小紙片

1章 書く思い
①三分節がうまい。
②常体文で統一している。
③一つの文を短文で書いている。
④問題や課題を明らかにし目標を設定している。うまい！
　　　年　月　日　添削者

2章 問題解決の態度
①逃避・孤立に傾いています。
②他律・自律に傾いています。
③他律と自律の調和的態度です。
④社会で活躍する人の態度です。
⑤自己分析し、自己開示すると心が健康になり、人格が成長します。
　　　年　月　日　添削者

3章 読点
①読点の打ち方が良い。
②数が多め・普通・少なめで良い。
③打ち方に改善が必要です。
④文の構造が良くなっています。
　　　年　月　日　添削者

4章 他者からの自己考察
①問題改善の兆しがあります。
②他者の立場で書いています。
③他者と自分の対話になっています。
④これは論文に必要な能力です。
　　　年　月　日　添削者

5章 看護観
①他者から自分を考察しています。
②第1文の書き方がいいです。
③看護観の根拠(体験)がいいです。
④説得力があります。うまい。
　　　年　月　日　添削者

6章 事例研究-1（途中評価）
①本題のつけ方がいいです。
②目標達成の兆しがあります。
③授業の効果が期待できます。
④目標・実践の改善が必要です。
　　　年　月　日　添削者

6章 事例研究-2　（事例研究書く思い）
①事例研究を理解しています。
②新しい発見がありました。
③二、三年次への目標がいいです。
④看護者問題解決を助けます。
　　　年　月　日　添削者

6章 事例研究-③　（要約を書く）
①論文の目的と意義が良い。
②本題・副題の考え方が良い。
③問題・援助・結果が良い。
④結論の書き方の考え方が良い。
　　　年　月　日　添削者

7章 専門用語の諸問題
①略語の問題点を理解しています。
②略語と医療ミスを理解しています。
③略語と看護記録を理解しています。
④意識改革と記録の改善が必要です。
　　　年　月　日　添削者

8章 日本語の特質
①物扱いの問題点を理解しています。
②人格の物件化を理解しています。
③看護での物件化を理解しています。
④記録での物件化を理解しています。
　　　年　月　日　添削者

9章 敬語の論理
①本質の敬意を理解しています。
②高すぎる敬語を理解しています。
③親しき仲に礼儀を理解しています。
④敬語と対人関係を理解しています。
　　　年　月　日　添削者

10章 美しい文章
①助ける助けられるを理解しています。
②他者実現を理解しています。
③自己実現危機を克服しています。
④美しい文章を理解できています。
　　　年　月　日　添削者

11章 推敲の考察
①推敲の考察ができています。
②推敲の意味を理解しています。
③推敲が実践できています。
④筋道が通った文章です。
　　　年　月　日　添削者

12章 誤字の考察
①誤字の考察ができています。
②誤字の根拠を説明しています。
③辞典の意義を理解しています。
④文章力と漢字関係を理解しています。
　　　年　月　日　添削者

13章 書く思いの変化
①講義が文章力向上に有効無効でした。
②講義の有効性は不明でした。
③今後の課題が明らかになりました。
④文章力を育てていきましょう。
　　　年　月　日　添削者

14回（意味を読み取る-1）
①読み取りの意味を理解しています。
②主語・述語を理解しています。
③機能・演繹を理解しています。
④三段論法・分析を理解しています。
　　　年　月　日　添削者

15回（意味を読み取る-2）
①未知・原因の解明理解しています。
②問題解決過程を理解しています。
③消去・比較を理解しています。
④展開図・異常の意味理解しています。
　　　年　月　日　添削者

16回（意味を読み取る-3）
①質問の意味を考察しています。
②閉じ/開かれ質問に傾いています。
③両方の質問を調和できています。
④良好な対人関係ができています。
　　　年　月　日　添削者

付録・資料：受講前後の書くことについての意識調査票

1. 受講前後の気持ちを、それぞれ一つずつ選んで○をつけてください。

「嫌い」の変化

	①	②	③	④	⑤
受講前	嫌いだった	少し嫌いだった	どちらでもない	少し好きだった	好きだった
受講後	嫌いだ	少し嫌いだ	どちらでもない	少し好きになった	好きになった

「苦手」の変化

受講前	苦手だった	少し苦手だった	どちらでもない	少し得意だった	得意だった
受講後	苦手だ	少し苦手だ	どちらでもない	少し得意になった	得意になった

「書き方」の変化

受講前	わからなかった	少しわからなかった	どちらでもない	少しわかっていた	わかっていた
受講後	わからない	少しわからない	どちらでもない	少しわかった	わかった

「自信」の変化

受講前	自信がなかった	少し自信がなかった	どちらでもない	少し自信があった	自信があった
受講後	自信がない	少し自信がない	どちらでもない	少し自信がある	自信がある

2. 「嫌い・苦手など」はいつからですか。一つ選んで○をつけてください。
　　①小学1・2年　②小学3・4年　③小学5・6年　④中学校　⑤高校　⑥その後

3. 「嫌いや苦手など」の原因は何ですか。該当するものを複数選んで○をつけてください。

「教える側の責任」と考えられる原因
　①書き方の基本を教えていない。
　②学校の国語の教え方が悪かった。
　③無理やり書かせている。
　④文学ばかり教えている。

「学ぶ側の責任」と考えられる責任
　⑤書き方の基本を習得していなかった。
　⑥書けるようになるための努力をしなかった。
　⑦書けるようになるという向上心を働かせなかった。
　⑧書き方の学びに忍耐強くなかった。

　⑨テレビ・コンピュータ・メールなどで
　　かなりの時間を過ごしてきた。
　⑩文章を書く練習をほとんどしなかった。
　⑪文章を書く予習と復習をしなかった。
　⑫書くことに関心がなかった。
　⑬字が下手だから。
　⑭国語そのものが嫌いだから。
　⑮文章に対するアレルギー反応のようなもの。
　⑯嫌い・苦手などの原因がわからない。

4. 書くことの将来についてどう思っていましたか。それぞれ一つずつ○をつけて選んでください。

受講前	①これからも書けない	②今さらどうでもいい	③もっと書けるようになりたい
受講後	①これからも書けない	②今さらどうでもいい	③もっと書けるようになりたい

5. この講義がどんなことに役立ちましたか。該当するものに全部○をつけてください。
　①レポートが書きやすくなった。
　②書く基本を理解した。
　③看護記録が書きやすくなった。
　④書けないという劣等感が解消した。
　⑤書く楽しさを体験できた。
　⑥他者へ、文章指導ができそうだ。
　⑦問題解決の思考能力が高まった。
　⑧文章力が向上した。
　⑨達成感を味わうことができた。
　⑩その他

おわりに

　筆者は2010年3月に通信制の大学院（教育学）を修了した。研究論文の題は、看護師と看護学生が文章苦手意識を克服し、文章力を向上させる方法の研究——受講者参加型の講義を実践して——だった。受講者は「書き方がわかった」が76ポイント改善したなど、成果が大きかった（p.44参照）。「名人芸でしょうか」と指導教授が言った。

　90分講義の中の30分で学生が毎回レポートを書くという授業は、国内では珍しいが、これは名人芸ではない。筆者の講義内容は『看護学生のためのレポート・論文の書き方』（金芳堂刊）として2001年から公表されているから、専門学校でも大学でも可能な講義である。

「聞く―話す：読む―書く」は脅かされている

　およそ6千年と言われている人類文化の歴史において、親たちは、聞く―話すという能力を子どもたちに教育してきた。しかし、読む―書くという能力は、長い間、行政や商業、そして宗教に関わる極少数の子どもたちだけに教育されてきた。すべての子どもたちが読む―書く能力を求められるようになったのは、19世紀末になってからである。日本において、「邑や町に不学の子なく…」という教育令が公布されたのは1879（明12）年である。

　わずか100年余り前からすべての子どもたちが読む―書くという教育を受け始めた。ところが、1960年代にはテレビが全家庭に普及して「一億総白痴化」とも言われた。さらに1980年代後半にはコンピュータゲームが、2000年以降はケータイとインターネット、DVDが広がった。2010年には3Dテレビが発売された。文部科学省は小中学校に電子黒板を導入している。これらはヴィジュアルメディア（視覚媒体）と言われる。最近50年の間に、教育に「視覚媒体」が普及したために、聞く―話す・読む―書くという教育の方法は脅かされている。

Benesseの調査（本書p.45）によると、日本の高校2年生は1日のうち平均5時間24分をヴィジュアルメディアで費やしている。これは単純に考えると、帰宅して夕食後8時からだと深夜2時になる。この後、入浴して就寝したとして7時に起きたとすると、睡眠時間は5時間もない。復習も予習もしていない。同調査には音楽を聴く・新聞・読書も含めているが、読書する生徒は極少数だろう。

ヴィジュアルメディアはモンスター教育

睡眠不足のために時差ボケ状態で登校しているから、脳は、本人の意思に関係なく睡眠モードに切り替えて生理的に必要な睡眠を授業時間に補う。生徒は欠席と同じ結果になる。こうして、生徒たちは、読む―書くだけではなく、聞く―話す教育も不足するために学力が低下する。視覚媒体というバーチャル（仮想現実）世界で長時間を過ごした若者は、聞く―話すという現実世界でのコミュニケーション（伝達）が苦手で、そのために良好な対人関係を作れなくなっている。

「鉛筆とノートは時代遅れだ。コンピュータこそ最も進歩した教育方法だ」として、アメリカのある小学校では、ノートの代わりに生徒全員にパソコンを与えて授業を行なっている。生徒たちはキーボードを「打つ」ことによって書く。ところが、教育を終えた若者たちは、職場で伝票でさえも書けなくて仕事ができないという。

日本でも似たような現象が起こっている。ヴィジュアルメディアが幼稚園児から高校生まで子どもたちを教育している。おそらく、そのせいだろう。次のような特徴のある学生が看護学校に入学してくる。講義が始まると間もなく机に伏して寝てしまう。敬語が使えない。自己開示ができない。コミュニケーション（伝達）が取れない。人見知りをする。クラスメイトに話し掛けることができない。対人関係が作れない。そこで教員室に相談に行く。文章が書けない。休み時間には級友とのお喋りをするのではなく、ケータイと付き合う。グループワークで役割を引き

受けることや貢献ができない。借りた物を「カリパク」して返さない。借りる手続きをしないで図書室から無断で本を持ち出す。筆者はこれらをモンスター（怪物）学生と称している。

文章力は教育可能

　2010年以降、ゲーム依存症と思われる学生が見られるようになった。講義毎にレポートを求めると、この学生らは、依存症の状態になっていてそこから逃れたいという思いを持っていることを吐露する。

　学生が思いを文字化すると、無意識状態や未熟な思いが明らかになる。レポートを書き続けて、現実の自分と向き合い続ける。すると自我が意識化されて現実の人格が現れ始める。筆者は、1年次の文章を書く授業と2年次の教育学でレポートを求めている。合計すると30回になる。卒業式が終わると謝恩会がある。学生たちは「文章が書けるようになりました」と、人格を成熟させて、現実世界に巣立っている。文章を書く能力、すなわち文章力は天性の能力ではない。文章力は教育によって習得する後天的能力である。

文章力は学習可能

　A学生は、国語の評価が1か2だったが、筆者の授業を受けてからほかの科目のレポートで「あなたは文章力がある」と評価されるようになった。卒業時には答辞を書いて読んで卒業した。最終レポートには「人生が変わった」とあった。働きながら学んでいたB学生の看護記録は訂正印で真っ赤だった。毎回のレポートも1週遅れで提出していた。最終回のレポートに「講義の終盤になって変化が現れた。訂正印がなくなった」と書いてあった。

　C学生は第1回目のレポート課題の時「先生、私は書けません」と言った。そこで筆者は「書けなかった過去と現在を書き、将来の目標を書いてください」と指導した。その後の夏休みにターミナルの患者さん

の世話をしたエッセイを書いたら、柳田邦男賞を受賞した[65]。

　チャイムが鳴ると、D学生は「先生にどうしてもお伝えしたいことがあります」と伝えに来た。小学3年の子どもは、毎月1回の作文が書けなくて困っていた。筆者の授業で習った「三分節法」を子どもに教えた。すると、その子はこれが理解できて作文が面白くなった。毎月の作文の時間が楽しみになったそうだ。

文章指導は使命
　筆者は北海道の山奥、貧しい教育環境の中で育った。「人間とは何か。どう生きれば」の答えを求めて玉川大学と佛教大学を通信教育で卒業した。大量のレポートを万年筆で手書きした。その結果、文章力を得た。文章力は先天的な能力ではなく、後天的に習得可能な能力である。この能力を多くの方々と共有したいと願っている。
　本書の「教育方法」は、文章指導をする人の参考となるように、添削指導の方法も含めて書いてある。看護師を育てる看護教育において、基礎科目での文章指導は、最も必要とされている講義である。文章指導は、ポストモダン（近代以後：混沌）と言われる21世紀に生き教育に携わる者にとって、課せられた最大の使命である。
　2012年9月

著者

〒606-0022　京都市左京区岩倉三宅町364　三宅ハイツ202号
　　　　　髙谷　修
　　　　　☎& Fax 075 - 712 - 5634

索　引

(───，は上記の単語を表す)

3 段落	61
99 の良い点	33
Benesse	45
F・ナイチンゲール	101
Lucile Lewis	56

あ

愛の対象	55
青色ペン	72
鯵坂二夫	1, 58
あなたメッセージ	53
誤った知識	16
アルバート・エリス	121
暗記法	104
異体字	82
意と情を尽くした英知	119
インマヌエル・カント	66
援助目標	7, 12
扇谷正造	92
小原國芳	103

か

カール・ロジャース	120, 128
ガイダンス	117
ガイダンスの言葉	117
カウンセリング	119
学習形態	19
学習者主体の学習	3
学習者主体の教育	7
学習目標	6
拡大質問	35
価値愛	57
空っぽの皿	14, 39
感化	125
───の条件	127
看護観	64, 78
看護師主体の看護	4
看護師の役割	15

看護者中心	13
看護目標	7, 11, 115
看護論	89
看護を受ける人	66, 91
観察記録	28
患者主体の看護	4
患者中心の看護	12
患者の名字	82
完全無我との対話	135
キーワード	35
起承転結	61, 88
起承転結構成	94, 95
教育愛	55, 75, 104
教育的感化	124
教育の本質	19, 20
教育評価の方法	26
業界用語	65, 91
教師中心の教育	104
教師の役割	14
教授者主体の教育	7
教授者主体の指導	2
教授者の役割	15
キリストの譬え話	60
キルパトリック	106
苦難の意味	131
グループ学習	114
グループワーク	110
形成評価	30
ケーススタディ	64
ゲシュタルト療法	120
ケルヒェンシュタイナー	102
権威主義的教師	52
原稿用紙の使い方	80
限定質問	35
公的な立場	67
鉱物モデルの人間観	48

誤字	70, 81
個人内比較評価	31
コミュニケーション苦手	108

さ

サイモンズ	22
サブリーダー	113
三分節	45, 79, 92, 93
自己開示	37, 42
自己実現	136
自己実現的価値愛	58
自己評価	7, 31
自己評価点	85
自然的物欲愛	55
事前評価	34
実習指導	17
実習生の役割	19
質保証のサイン	85
私的な立場	67
指導のあり方	22
自分の力	119
邪道の文章	88
授業実践，学習者参加型	43
守・破・離	95
小紙片	84
常用漢字	69, 75
ジョーゼフ・ラフト	41
植物モデルの人間観	49
初心者	53
ジョハリの窓	41
シラー	68
自律型の学生	11, 12
自律的な学習（者）	84, 109
診断評価	34
推敲	68
青春	23
生徒中心の教育	104
西洋的な教育	137
絶対者との対話	133
絶対評価	26

全人格的評価	28
相互成就的教師	54
ソーンダイク	26
ソクラテス	38, 50
尊敬主義的教師	54

た

体験の世界	78
第三者的視点	63
対象	66, 91
態度価値	132
第四の教育	54
竹内明	135
他者実現愛	58
他者比較評価	31
他者評価	7
正しい知識	16
達成度の評価	29
譬えを使った説明	18
玉に瑕	22
他律的な学習者	108
短期目標	5
段落指導	79
チーム学習の5原則	111
長期目標	5
調和した学習者	109
直観法	104
追加した常用漢字	69
ディルタイ	1, 139
転移	77
天才的な熟達者	53
添削	72, 75
添削指導	78
伝達方法	10
動詞の使い分け，「いる」「ある」	66
灯台の役割	20
到達度評価	25, 26, 74
読点	83
――の使い方	62

索 引

──の用途	63
導入	18
動物モデル	50
盗用	90
当用漢字	69
東洋的な教育	137
同僚主義的教師	53
閉じられた質問	35, 36
共に学ぶ	8, 40, 114
──, 学習者	9
──, 教授者	8
努力した熟達者	53

な

人間モデル	51, 52
忍耐強さの秘訣	21

は

ハーロウ	55
ハイム・ギノット	122
波多野精一	57, 58
非指示的療法	128
ヒックス・ジョーゼフ	92
美の行為の世界	97
評価の基準	73
評価の思想	24
評価のない教育	32
評価をもたない教育	32
開かれた質問	35, 36
復習の動機付け	10
仏教	135
プラトン	57
フランクル	129, 132
フレッシャー	32
フレデリック・パールズ	120
プロジェクト法	106
フロム	55
文章作法	87
文章トレーニング	75
文章苦手意識	42, 43
文章の型	87

ペスタロッチ	138
放課後の生活時間調査	45
ホール	56
ポストモダン	46
ボロス	57

ま

正木正	125
マズロー	136
学び合う学習	2
マルチン・ブーバー	134
三つ褒め	22, 30, 76
見守られてきた学習者	21
無我を確立	135
無知の自覚	38
メンバー	112
目標を設定	5
モンスター	46, 47
問題解決	115
問題解決思考	29
問題解決能力	25
問題解決の態度	107
問答法	104

や

唯識思想	135
四つの能力	8

ら

乱雑に織られた布地	16
リーダー	113
良好な人間関係	34
ルソー	49
労作教育	99

わ

わたしメッセージ	53

著者紹介　髙谷　修（たかや　おさむ）

1948 年	北海道瀬棚郡北桧山町赤禿生まれ
1953 年	5 歳；重症筋無力症発症．21 歳；同症再発．治療，現在に至る
1977 年	専門学校三育学院カレッジ入学　1981 年退学
1979 年	玉川大学文学部教育学科通信教育課程入学　1984 年卒
1984 年	佛教大学社会学部社会福祉学科通信教育課程入学　1989 年卒
2008 年	佛教大学大学院教育学研究科通信教育課程入学　2010 年修了
1981 年	両洋学園小学校教諭　1990 年退職
1998 年	京都保健衛生専門学校講師　2007 年退職
1999 年	京都府看護専修学校講師
2005 年	（独）国立病院機構京都医療センター附属京都看護助産学校講師　他

主な著書　『看護学生のためのレポート・論文の書き方』『看護学生のための教育学』『看護学生のための倫理学』『看護師に役立つレポート・論文の書き方』『看護学生のための自画学習ガイドブック』いずれも金芳堂刊

教える技術がよくわかる
髙谷流 看護教育方法

2012年10月25日　第 1 版第 1 刷発行

著　者　髙谷　修
発行者　市井輝和
発行所　株式会社金芳堂
　　　　〒京都市 606-8425　京都市左京区鹿ヶ谷西寺ノ前町 34 番地
　　　　振替　01030-1-15605
　　　　電話　075-751-1111（代）
　　　　http://www.kinpodo-pub.co.jp/

印刷・製本　創文堂印刷株式会社

© 髙谷　修，2012

落丁・乱丁本は直接小社へお送りください．お取替え致します．

Printed in Japan
ISBN978-4-7653-1542-5

・JCOPY ＜(社)出版者著作権管理機構 委託出版物＞
本書の無断複写は著作権法上での例外を除き禁じられています．複写される場合は，そのつど事前に，(社)出版者著作権管理機構（電話 03-3513-6969，FAX 03-3513-6979, e-mail: info@jcopy.or.jp）の許諾を得てください．

◎本書のコピー，スキャン，デジタル化等の無断複製は著作権法上での例外を除き禁じられています．本書を代行業者等の第三者に依頼してスキャンやデジタル化することは，たとえ個人や家庭内の利用でも著作権法違反です．